Carola Bleis

Feldenkrais
bei Schmerzen

Mit kleinen, feinen Bewegungen Verspannungen lösen, die Körperhaltung verbessern und das Wohlbefinden steigern

Schirner Verlag

Die Ratschläge in diesem Buch sind sorgfältig erwogen und geprüft. Sie bieten jedoch keinen Ersatz für kompetenten medizinischen Rat. Alle Angaben in diesem Buch erfolgen daher ohne Gewährleistung oder Garantie seitens der Autorin oder des Verlages. Eine Haftung der Autorin bzw. des Verlages und seiner Beauftragten für Personen-, Sach- und Vermögensschäden ist ausgeschlossen.

Wir verzichten auf das Einschweißen unserer Bücher – **UNSERER UMWELT ZULIEBE!**

ISBN Printausgabe 978-3-8434-1525-5
ISBN E-Book 978-3-8434-6511-3

Carola Bleis:
Feldenkrais bei Schmerzen
Mit kleinen, feinen Bewegungen
Verspannungen lösen,
die Körperhaltung verbessern
und das Wohlbefinden steigern

Umschlag: Anna Twele &
Anna Katharina Berg, Schirner,
unter Verwendung von # 496911493
(© Butsaya), www.shutterstock.com
Layout: Anna Katharina Berg, Schirner
Lektorat: Claudia Simon, Schirner
Printed by: Ren Medien GmbH,
Germany

www.schirner.com

Erweiterte Neuausgabe 2022 – 1. Auflage November 2022

Inhalt

Einleitung

Wenn wir Schmerzen haben, wollen wir sie so schnell wie möglich loswerden. Das ist mehr als verständlich. Dennoch sollten wir sie nicht als Feind betrachten, den es zu bekämpfen gilt. Denn im Grunde wollen sie uns nichts Schlechtes – im Gegenteil: Unser Körper signalisiert uns durch sie, dass etwas in uns aus den Fugen geraten ist, was unserer Aufmerksamkeit bedarf. Sie sind ein Warnsignal, das uns auf eine Gefahr aufmerksam macht, und haben somit die Funktion, unser Leben und unsere Gesundheit zu schützen.

Schmerzen werden durch äußere Reize wie Druck, Hitze, Kälte, Dehnung und Verletzung oder durch krankhafte Veränderungen im Inneren des Körpers ausgelöst. Die Wahrnehmung erfolgt über Schmerzrezeptoren, die sich nahezu in allen Körpergeweben befinden. Werden diese Rezeptoren aktiviert, weil wir zum Beispiel auf eine heiße Herdplatte fassen, gelangt das Schmerzsignal über die Nervenbahnen in das zentrale Nervensystem, wo es verarbeitet und die entsprechende Reaktion eingeleitet wird: Die Hand schnellt zurück. Das alles geschieht in Sekundenbruchteilen.

Die Beschwerden, auf denen in diesem Buch der Fokus liegt, betreffen den Bewegungsapparat, die Muskulatur, die Faszien, die Wirbelsäule und die Gelenke. Ihnen liegen häufig Fehlhaltungen, einseitige Belastungen oder degenerative Veränderungen in den Gelenken wie Arthrose zugrunde.

In vielen Fällen spielt aber auch eine psychische Komponente eine Rolle. So können unterschiedlichste Schmerzen eine Folge von Stress sein. Bei Beschwerden, die ein körperlicher Ausdruck länger andauernder psychischer Belastung und der daraus resultierenden permanenten Anspannung sind, kommt der Schmerz nicht in Form eines akuten Alarmsignals, sondern verstärkt sich stufenweise über einen längeren Zeitraum hinweg. Betroffene leiden häufig unter chronischen Kopfschmerzen, Rückenschmerzen oder Fibromyalgie (Schmerzen am ganzen Körper in Verbindung mit Schlafstörungen und Erschöpfung).

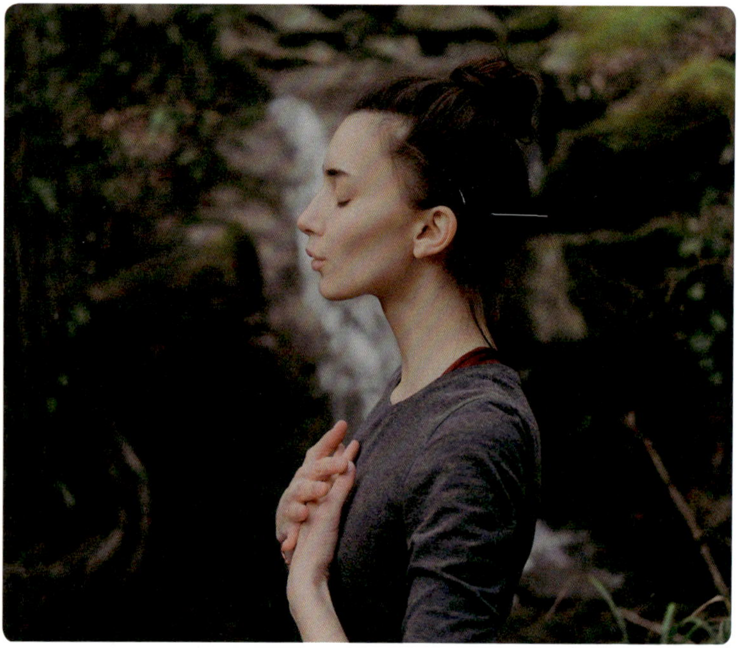

Alles in unserem Körper spielt zusammen. Wussten Sie, dass zum Beispiel der Auslöser von Rückenbeschwerden nicht unbedingt in dem schmerzenden Bereich selbst liegen muss, sondern auch in einer verspannten Muskulatur im Becken oder in den Fußgelenken zu finden sein kann? Oder dass mögliche Ursachen von Migräne hochgezogene Schultern und eine verspannte Nacken- oder Kiefermuskulatur sind?

Betrachten wir die Zusammenhänge anhand eines Beispiels genauer: Eine bewusste tiefe Atmung ist nicht nur wichtig, um unseren Körper ausreichend mit Sauerstoff zu versorgen. Das zeigt sich daran, dass eine ungenügende Atemtiefe mitunter zu Verdauungsproblemen führt, denn die Auf-und-ab-Bewegung des Zwerchfells beim Atmen ist wichtig für die Mobilisierung aller Bauchorgane.
Wenn wir dauerhaft flach atmen, kann das zudem die Beweglichkeit unserer Rippengelenke reduzieren. Steife Rippengelenke schränken die Atmung weiter ein und haben einen negativen Effekt auf die Rückengesundheit, was sich meist durch Bewegungseinschränkungen und Schmerzen im mittleren Rücken, also im Bereich der Brustwirbelsäule, äußert. In der Folge bewegen wir uns verstärkt aus dem unteren Rücken heraus, was dazu führt, dass der Bereich der Lendenwirbelsäule überlastet wird und uns dementsprechend Probleme bereitet.

Bei Beschwerden ist es daher ratsam, nicht allein das Symptom in den Fokus zu nehmen, sondern den Blick zu erweitern und den Körper als Einheit zu betrachten.
Die Feldenkrais-Methode ist aus genau diesem Bewusstsein heraus entstanden. Sie ist eine ganzheitliche Bewegungsthe-

rapie, bei der davon ausgegangen wird, dass die ausgeführten Übungen auf das gesamte Körpersystem wirken, wodurch es aktiviert und geheilt wird. Zudem führt sie dazu, dass wir uns unseres Körpers, unserer Bewegungen und unserer Atmung bewusster werden. Wir bemerken dann eher, wann wir die Schultern hochziehen, die Nackenmuskulatur anspannen, mit den Zähnen knirschen, flach atmen und – ganz wichtig – wann wir eine Pause benötigen.

Pausen sind ein fester Bestandteil von Feldenkrais und entscheidend, wenn es um die Erhaltung der Gesundheit geht.

Mein Weg zu Feldenkrais

Als ich als junge Frau meine Arbeit als Physiotherapeutin begann, wollte ich am liebsten jedem Patienten seine Beschwerden mit der ersten Behandlung nehmen. Das stellte ich mir damals ganz einfach vor, denn schließlich hatte ich zahlreiche Techniken gelernt, die man bei den unterschiedlichsten Krankheitsbildern anwenden konnte. Wie bei einem Kochrezept: Man nehme folgende Zutaten, ein wenig von diesem und jenem Gewürz, und das Ergebnis war eine leckere Speise. Übertragen auf die Physiotherapie bedeutete das: eine Massage, eine Bewegungsübung, etwas Fango – und Schulterschmerz ade.

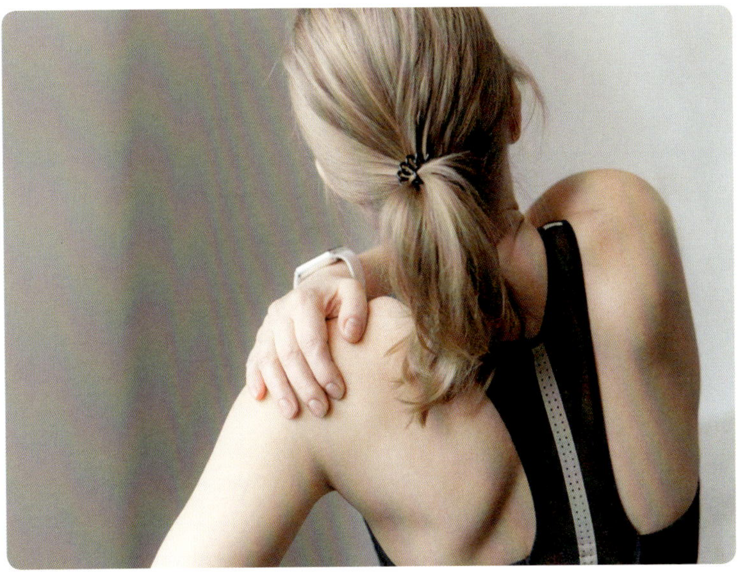

Nach relativ kurzer Zeit stellte ich jedoch fest, dass die Arbeit mit und an Menschen nicht so einfach war wie gedacht, denn dasselbe »Rezept« führte nicht immer zum gewünschten Ergebnis, sprich der Gesundung. Bei zehn Patienten mit dem gleichen Beschwerdebild ergab dieselbe Therapiemethode mindestens fünf unterschiedliche Ergebnisse, die sowohl in (Teil-)Erfolgen als auch in Misserfolgen bestanden.
Es war mir ein Rätsel. Wie konnten die Resultate dermaßen voneinander abweichen? Es gab sogar Patienten, bei denen eine Behandlung zunächst die gewünschte Wirkung zeigte, nur eine Woche später aber scheinbar keinen positiven Effekt mehr hatte: Weder verschwand der Schmerz, noch ließ er nach, oder er trat an einer anderen Körperstelle auf.

Viele Weiterbildungen später begriff ich: Wir Menschen sind ganz unterschiedlich, und zwar sowohl in unserer Konstitution, also in dem, was wir von Geburt an in uns tragen, als auch in der Art und Weise, wie wir unser Leben gestalten. Zahlreiche Faktoren wie unsere Arbeit und unser soziales Umfeld beeinflussen unseren Organismus. Sogar die Jahreszeiten spielen eine Rolle, zum Beispiel neigt die Muskulatur im Winter, wenn es draußen kalt ist, eher dazu, zu verspannen.
Je mehr ich mich mit Ganzheitlichkeit beschäftigte, desto klarer wurde mir auch, dass Heilung nicht allein in den Händen des Therapeuten liegt, sondern der Mitarbeit des Patienten bedarf. Dieser muss spüren, was ihm guttut und was nicht. Denn nur in Absprache mit ihm kann der Therapeut die Behandlung immer wieder entsprechend dessen aktuellen Bedürfnissen und Befindlichkeiten anpassen.

Bewusstheit hilft uns, gesund zu werden und es zu bleiben. Wir können uns besser wahrnehmen und spüren, ob wir etwas gut vertragen oder nicht, was unter anderem auch eine wichtige Rolle bei der Ernährung spielt.

All diese Erfahrungen haben mich zu Feldenkrais geführt. Die Methode unterstützt das bewusste Wahrnehmen, das Ausprobieren, das Dazulernen sowie die Beweglichkeit von Körper und Geist.
Überzeugen Sie sich selbst. Finden Sie die Lektionen, die Ihnen aktuell am besten helfen, Ihre Beschwerden loszuwerden, und die Sie dabei unterstützen, auf allen Ebenen mobil und vital zu bleiben.

Bewahren Sie sich Ihre Neugierde, und erforschen Sie spielerisch, was Ihnen guttut – immer wieder neu.

Feldenkrais – Was ist das?

Wer hat's erfunden?

Ihren Namen verdankt die Methode Dr. Moshé Feldenkrais (1904–1984). Ein Knieleiden und die damit einhergehenden Schmerzen und Bewegungseinschränkungen brachten den anerkannten Physiker, der lange Zeit ein enger Mitarbeiter des französischen Wissenschaftlers Frédéric Joliot-Curie war, dazu, die menschliche Bewegung und die damit verbundene Anatomie und Biomechanik zu studieren.

Als erfolgreicher Judokämpfer – Dr. Feldenkrais war Träger des schwarzen Gürtels – galt sein Interesse seit Langem dem bewussten Einsatz von ökonomischer Bewegung: Mit minimalem Krafteinsatz das Optimum erreichen, den Körper fordern, aber nicht überfordern, mit Leichtigkeit zum Ziel …

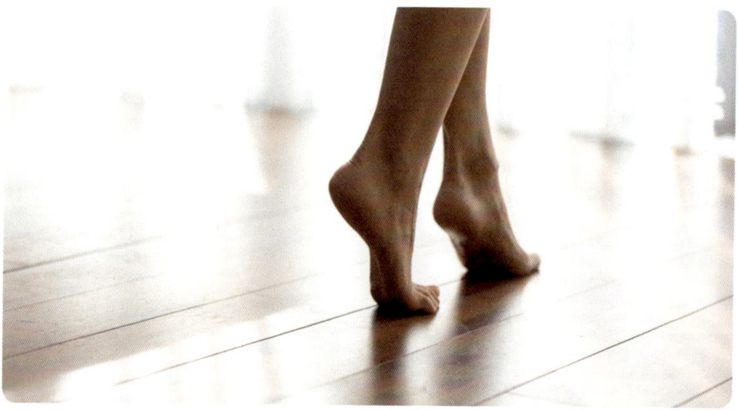

Das ausgewogene Zusammenspiel von Muskulatur, Nervensystem und Psyche bestimmt die körperliche Mobilität eines Menschen. Je bewusster wir uns bewegen, desto einfacher, effektiver und gesünder können unsere Bewegungen werden. Auch im Bereich der Schmerztherapie spielt Bewusstheit eine wesentliche Rolle, denn nur, wenn wir die Übungen bewusst ausführen und wahrnehmen, wie sie sich auswirken, können wir erkennen, ob sie uns guttun oder nicht, und sie entsprechend fortführen, abwandeln oder eine Alternative wählen.

Dr. Feldenkrais entdeckte bei der Erforschung der meist festen Bewegungsmuster, die wir mit der Zeit entwickeln, dass das menschliche Gehirn über nahezu unendliche Ressourcen verfügt, die wir bei Weitem nicht ausschöpfen. Uns steht eine Vielzahl von Aktionsmöglichkeiten zur Verfügung, die wir nutzen könnten, wenn wir die Ressourcen unseres Körpers bzw. bestimmte Areale im Gehirn mobilisieren würden. Überanstrengungen und Überlastungen könnten wir damit leichter ausgleichen oder sogar vermeiden, und zwar nicht nur auf körperlicher, sondern auch auf geistiger Ebene. Das war Dr. Feldenkrais' Idee. Daran forschten er und seine Mitarbeiter viele Jahre lang. Auch heute noch wird die Feldenkrais-Methode von Trainern beständig weiterentwickelt.

Durch die ungewohnten Bewegungen, die bei Feldenkrais ausgeführt werden, entstehen neue Verschaltungen im Gehirn. Dadurch wirkt die Methode zusätzlich wie eine Art Gehirnjogging.

Das Aktivieren ungenutzter Potenziale kann dabei helfen, Bewegungen ökonomischer und leichter werden zu lassen. So können wir uns mit wenig Kraftaufwand bewegen. Das lässt uns weniger schnell ermüden. Die Beweglichkeit erhöht sich, denn wir nutzen sie vielfältiger. Und dies wiederum hilft, lange gesund, fit und beschwerdefrei zu bleiben.
Das heißt, Feldenkrais versetzt uns in die Lage, unsere Energie angemessen und effizient einzusetzen. Dadurch sind die Bewegungen ausgewogen, wir sind weder über- noch unterfordert.

Auch eventuelle Defizite, wie sie durch Krankheiten entstehen, können ausgeglichen werden, denn durch Bewegungsvielfalt werden neue Areale im Gehirn aktiviert, die dabei helfen, die Beweglichkeit wiederzuentdecken. Schmerzen, die durch einen erhöhten Muskeltonus entstehen, wie zum Beispiel der weitverbreitete Spannungskopfschmerz, kann vorgebeugt werden. Oder sie werden durch die entspannenden Feldenkrais-Lektionen wieder aufgelöst.

Dass wie bei Dr. Feldenkrais die eigenen Beschwerden der Anstoß zur Entwicklung einer neuen Therapieform waren, ist übrigens kein Einzelfall. So entstand beispielsweise die Bindegewebsmassage, wie sie heute noch praktiziert wird, weil die Physiotherapeutin Elisabeth Dicke durch Durchblutungsstörungen ausgelöste Schmerzen in den Beinen hatte und daraufhin Techniken erfand, mit denen sie sich selbst therapierte. Sebastian Kneipp entwickelte seine weltweit bekannte Kur aufgrund seiner Lungenerkrankung.

genutzten Potenziale, die wir in uns haben, zu entdecken. So können wir die gesamte Beweglichkeit, die in uns steckt, nutzen.

Ein Beispiel: Wenn Sie zu einer Fünf-Kilogramm-Steinplatte, die Sie in der Hand halten, noch eine Perle dazugeben, werden Sie deren zusätzliches Gewicht nicht spüren. Halten Sie allerdings eine Feder und geben eine Perle hinzu, wird Ihnen dieses Mehr durch nur eine Perle durchaus deutlich. Ein feiner Impuls erreicht Muskulatur und Nervensystem.
Weniger ist mehr – diese Aussage ist bei Feldenkrais von großer Bedeutung. Durch dieses Wissen ist es uns möglich, Ressourcen, über die jeder von uns zur Genüge verfügt, zu erhalten, wiederzuentdecken und optimal zu nutzen.

Die mit Bewusstheit ausgeführten feinen Bewegungen sorgen für eine Aktivierung unseres Gehirns. Das ist der Schlüssel zu körperlicher und geistiger Fitness. Harmonische Beweglichkeit und geistige Aktivität sind ein Anti-Aging-Faktor, denn es ist seit längerer Zeit bekannt, dass körperliche und geistige Mobilität dem allgemeinen physiologischen Alterungsprozess entgegenwirkt und uns somit jung erhält.
Auf der Suche nach dem, was funktioniert, ist Feldenkrais wie ein Coaching auf körperlicher Ebene.

Traue keiner Idee,
die nicht in Bewegung entstanden ist!

Welche Rolle spielen Wirbelsäule und Gelenke?

Unsere Wirbelsäule, die Gelenke und die dazugehörige Muskulatur bilden unseren Bewegungsapparat.
Die Wirbelsäule besteht aus 24 beweglichen Bausteinen, den Wirbeln. Diese werden in verschiedene Regionen unterteilt:

- die 7 Wirbel der Halswirbelsäule,
- die 12 Wirbel der Brustwirbelsäule
- und die 5 Wirbel der Lendenwirbelsäule.

Am Übergang zum Becken liegen das Kreuz- und das Steißbein. Zwischen den Wirbelkörpern befinden sich die Bandscheiben, sie sind sozusagen die Stoßdämpfer der Wirbelsäule, unterstützen diese aber auch gleichzeitig bei ihrer Funktion. Denn unsere geschmeidige Körpermittelachse, was die Wirbelsäule ja ist, lässt viele unterschiedliche Bewegungen zu.
Wenn diese Achse gesund ist, können wir uns vorwärts, rückwärts und seitwärts beugen sowie uns zur Seite drehen. Dabei laufen die meisten Aktionen der Wirbelsäule als Mischform von gedrehter Beugung bzw. gedrehter Streckung ab.

An welchen unterschiedlichen Aktionen die Wirbelsäule insgesamt beteiligt ist, wird uns häufig erst dann bewusst, wenn uns Beschwerden plagen. Das reibungslose Zusammenspiel der einzelnen Wirbelkörper und Wirbelgelenke ist dann nicht mehr gegeben, und die komplexen Zusammenhänge von unterschiedlichen Muskelgruppen im Zusammenspiel mit einzelnen Wirbelkörpern sowie von Rippengelenken in Verbindung zur Wirbelsäule werden uns deutlich. Einfachste Bewegungsfolgen, die wir sonst im Alltag kaum registrieren, können zur Herausforderung werden. Der Griff zur Teetasse, das Erheben vom Stuhl oder das Bücken nach dem hinuntergefallenen Stift funktionieren plötzlich nicht mehr ohne Weiteres.

Die zahlreichen anderen Gelenke wie die Fuß-, Knie-, Hüft- oder Schultergelenke sorgen ebenfalls für unsere Mobilität, ohne dass wir ihnen besondere Aufmerksamkeit schenken.
Auch hier werden wir meist erst dann aufmerksam, wenn irgendwo etwas nicht mehr funktioniert, wenn die gut geschmierten Gelenkflächen vielleicht nicht ganz rundlaufen und unsere Flexibilität eingeschränkt ist.
Dabei ist es die ausgewogene Bewegung, die diese Gelenkflächen – sie bestehen aus einer Knorpelschicht – glatt und geschmeidig hält. Denn die Bildung von Synovialflüssigkeit, die auch Gelenkschmiere genannt wird, wird angeregt, wenn wir aktiv sind.
Bewegung ist demnach eine der wichtigsten Grundlagen zur Gesunderhaltung unseres gesamten Organismus.

Leben ist Bewegung – ohne Bewegung kein Leben.

Bevor es losgeht

Stellen Sie sich bei den nun folgenden Lektionen darauf ein, dass Sie sich entspannt bewegen dürfen. Aus der entspannten Bewegung heraus kann Ruhe im Geist entstehen.

Machen Sie es sich bequem, Feldenkrais lädt Sie dazu ein. Suchen Sie sich einen Platz auf dem Teppich, auf einer Gymnastikmatte oder auf dem Bett. Für viele Lektionen eignet sich auch ein Stuhl. Dadurch ist es Ihnen möglich, Ihre Bewegungen auch zwischendurch einmal auszuführen und sie so ganz einfach in den Alltag zu integrieren.

Ihre Kleidung darf Sie bei der Ausführung der Lektionen nicht behindern, sie sollte also ebenfalls bequem sein.

Führen Sie die Lektionen am besten barfuß oder in Strümpfen aus. Das Tragen von Schuhen schützt im Alltag zwar den Fuß, schränkt aber auch dessen Bewegungsfreiheit ein. Als Folge davon wird die Fußmuskulatur abgebaut, und das Gefühl für die natürliche Bewegung geht verloren. Durch den Verzicht auf Schuhe während des Übens werden die vielen gelenkigen Verbindungen im Fuß geschmeidig gehalten, und die Bewusstheit wird insgesamt gefördert.

Seien Sie achtsam mit sich, und nehmen Sie sich so viel Zeit, wie Sie benötigen. Folgen Sie Ihrem eigenen Lerntempo. Ruhen Sie sich zwischendurch immer wieder aus, Ihr Nervensystem braucht die Pausen, um die vielleicht für Sie neuen Bewegungen zu integrieren.

Bewegen Sie sich langsam und ohne Anstrengung. Das schützt Sie zum einen vor Verletzungen, zum anderen können Sie so besser wahrnehmen, welche Bereiche des Körpers durch die Übungen mobilisiert werden.

Sie bestimmen, wann es genug ist. Die Bewegungen sollten von Anfang bis Ende der Lektionen leicht auszuführen sein. Denken Sie zwischendurch immer daran: Weniger ist oft mehr.

Es geht bei Feldenkrais nicht um Leistung, sondern um Wohlbefinden, die Verbesserung und Auflösung Ihres Schmerzzustands. Ihre eigene Leistungsfähigkeit ergibt sich daraus.

Fragen, die im Text der Lektionen gestellt werden, gehören zur Methode. Sie lenken die Aufmerksamkeit nach innen und zu den Signalen, die Ihr Körper Ihnen durch den Schmerz sendet.

»Bewusstheit durch Bewegung« nannte Dr. Feldenkrais seinen Gruppenunterricht.

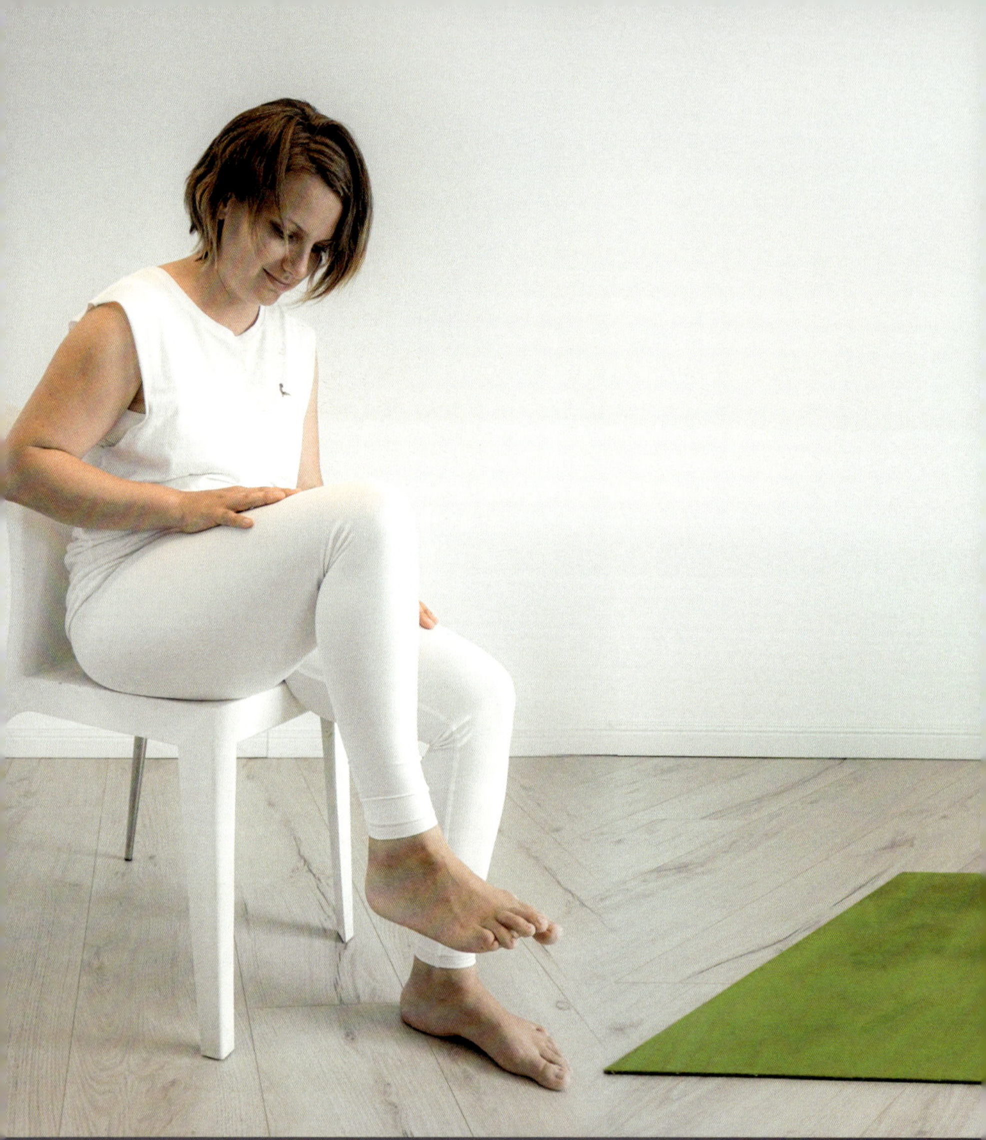

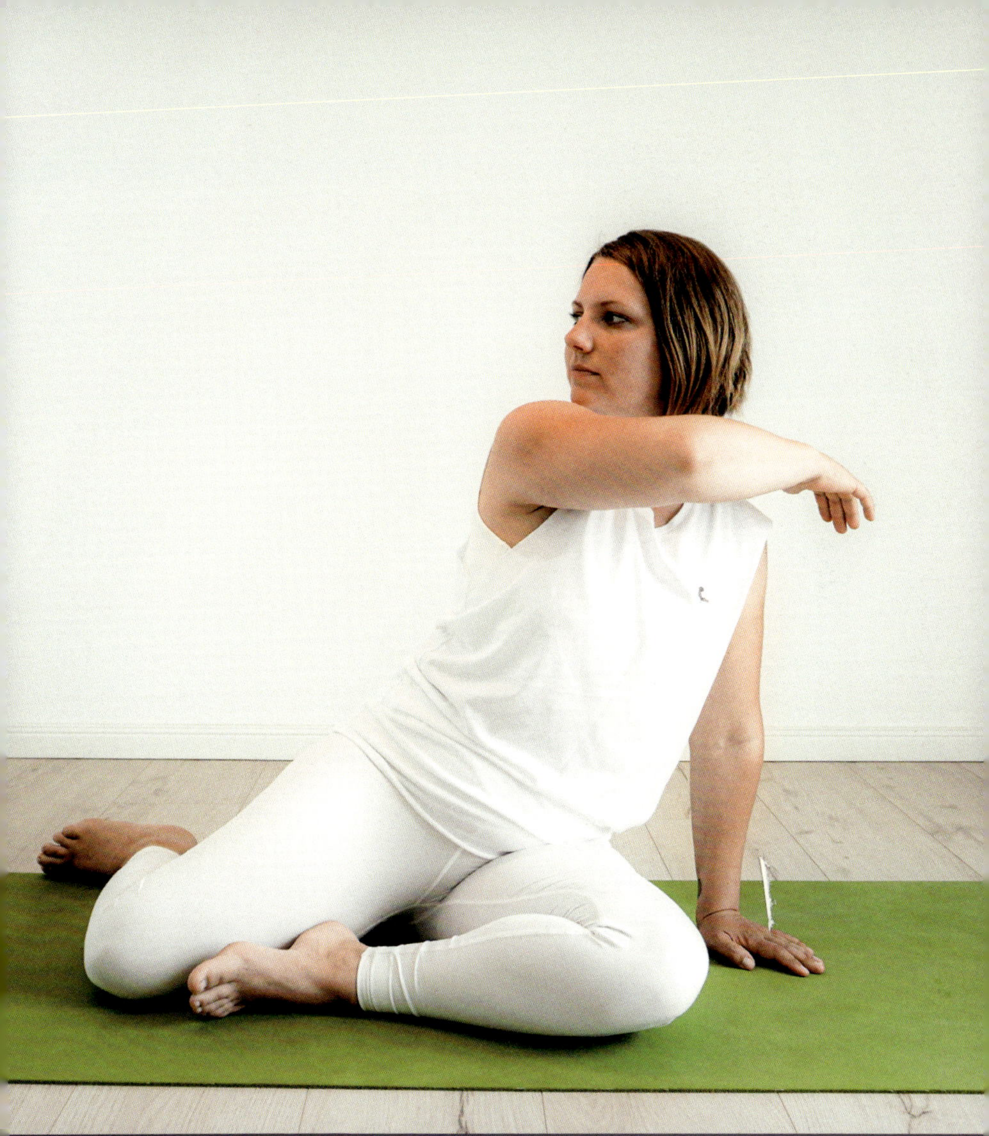

Der Übungsteil

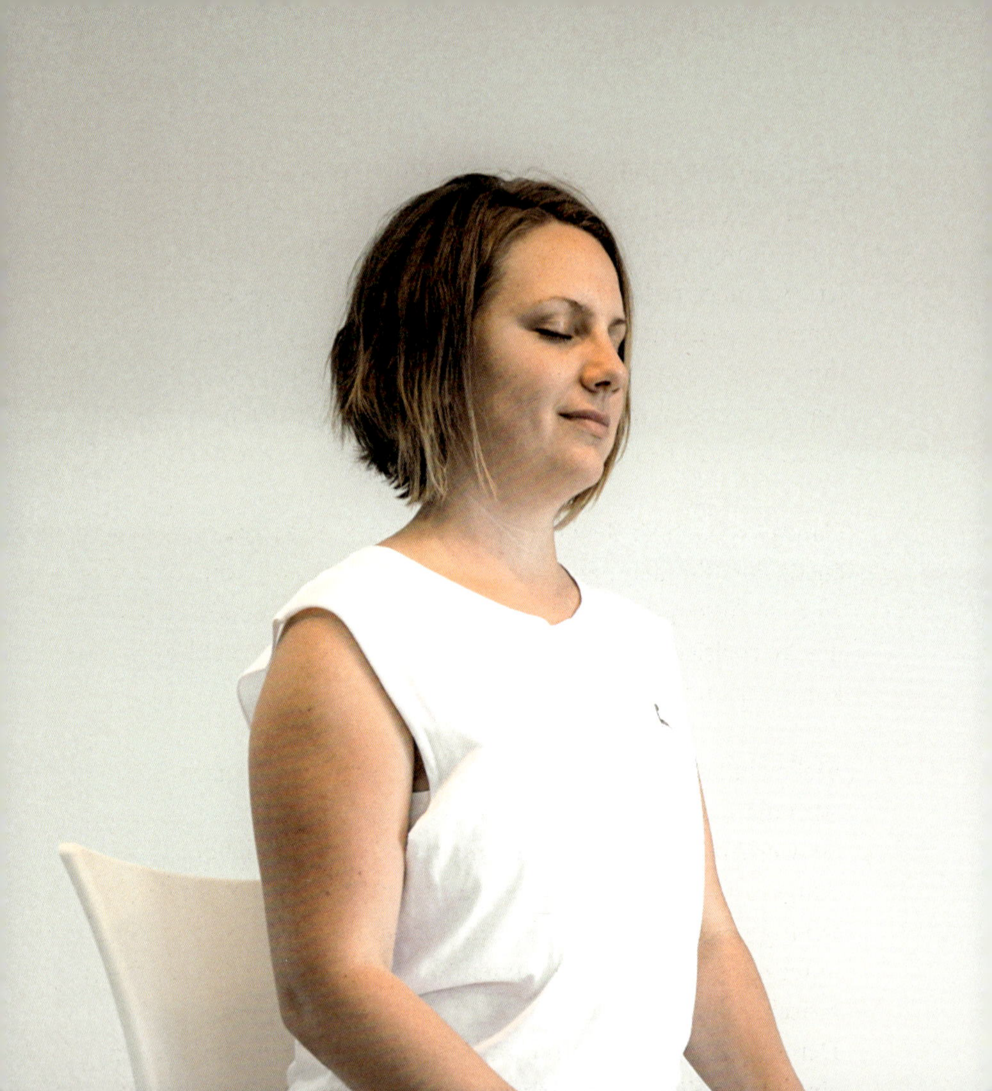

Das Scanning oder die bewusste Körperwahrnehmung

Das Scanning ist ein wesentlicher Teil von Feldenkrais. Je feiner Ihre Körperwahrnehmung ist, desto besser können Sie Fehlhaltung und Fehlbelastung vorbeugen, Stress abbauen sowie Schmerz reduzieren oder ihn sogar ganz auflösen. Beim Scanning werden Sie sich Ihres Körpers bewusst. So lernen Sie ihn immer besser kennen und wissen bald ganz genau, was Ihnen guttut oder wann Sie auch während Ihres Alltags Pausen brauchen, um Beschwerden erst gar nicht entstehen zu lassen.

Ganz gleich, ob Sie die Lektionen im Stehen, Sitzen oder Liegen ausführen, Sie nehmen ganz gezielt und bewusst Kontakt auf zu den Füßen, den Knien, den Oberschenkeln, dem Becken, der Wirbelsäule, dem Brustkorb usw., bis Sie am Kopf angekommen sind.

Vielleicht lassen Sie einfach einmal die Schultern kreisen, strecken die Arme oder bewegen die Fußgelenke.
Sie werden mit der Zeit ganz deutlich spüren, welcher Bewegungsausgleich Ihrem Körper guttut und wie Sie die einfachen Übungen in Ihren Alltag integrieren können. Es erwarten Sie unter anderem die sogenannten Shorties: Mini-Lektionen für zwischendurch (S. 100).
Denn es ist im Alltag und im Berufsleben gut, immer wieder einmal das Körperbewusstsein einzuschalten, um zu schauen, wo Ihr Körper einen Ausgleich gut gebrauchen könnte. Ob der Rücken sich während des Sitzens gerundet hat und sich jetzt einmal eine Streckung wünscht. Oder ob es den Beinen guttäte, einige Schritte auf und ab zu gehen.

Beginnen Sie die Lektionen am besten immer, indem Sie erst einmal bewusst Kontakt mit Ihrem Körper aufnehmen. Denken Sie daran: Es geht nicht darum, wie viel Sie tun, sondern darum, wie achtsam Sie es tun. Im Hier und Jetzt zu sein, lässt Sie zur Ruhe kommen, Körper und Geist können sich entspannen.

Wie Sie bereits wissen, hat Dr. Feldenkrais seiner Methode den Namen »Bewusstheit durch Bewegung« gegeben. Diese Bewusstheit ist der wesentliche Teil dieser Bewegungslehre und gleichzeitig der große Unterschied zu den meisten anderen Methoden.
Viele Lektionen werden in der Rückenlage ausgeführt, andere im Sitzen auf einem Stuhl, ein paar auch im Stehen. Häufig sind die Bewegungen sehr klein und ruhig im Ablauf. Die Augen können gern geschlossen werden, denn so wird der Praktizierende in seiner Körperwahrnehmung nicht abgelenkt.

Die Methode ist ganzheitlich, das heißt, selbst wenn ein sogenannter Schwerpunkt angegeben wird, ist doch stets der gesamte Körper einbezogen. Der erwähnte Körperschwerpunkt erhält in dem Fall lediglich die erhöhte Aufmerksamkeit. So ist eine Wirbelsäulenlektion unter Umständen genauso aktivierend für die Hüftgelenke – und umgekehrt.

Noch einmal zu Erinnerung: Alles in unserem Körper spielt zusammen. Und da alles mit allem in Verbindung steht – über die Körperbotenstoffe, die Nerven und nicht zuletzt über das komplexe Fasziensystem –, kann Ihnen jede der im Folgenden beschriebenen Lektionen helfen, Ihre Schmerzen zu reduzieren oder zu eliminieren. Probieren Sie es aus, und machen Sie Ihre eigenen Erfahrungen. Es gibt bei Feldenkrais kein Richtig oder Falsch. Die Methode hilft Ihnen, sich selbst, Ihren Körper und Ihre Bedürfnisse kennenzulernen. Sie entdecken und entscheiden, was Ihnen guttut.

Allein schon das aufmerksame Beobachten des Körpers beim Durchführen der Lektionen kann einen positiven Effekt auf die Gesundheit haben.
Es ist inzwischen bekannt, dass wir mit der gelenkten Aufmerksamkeit auf ein Organ, ein Gelenk oder die Muskulatur dessen bzw. deren Leistungsfähigkeit tatsächlich steigern können. Dabei handelt es sich um einen ähnlichen Effekt, wie wir ihn zum Beispiel aus dem Autogenen Training kennen, wo allein durch Suggestion von Schwere und Wärme eine Entspannung erzielt wird – zwar braucht das eine gewisse Zeit des Übens, aber es funktioniert.
Die Lektionen werden nach Schwerpunkten unterschieden, wodurch verschiedene Partien im Körper Ihre Aufmerksamkeit bekommen.

Sie können eine Lektion auswählen, ohne der Reihenfolge in diesem Buch zu folgen.
Falls Sie die Lektion vor dem Ende unterbrechen oder abbrechen wollen, können Sie das selbstverständlich tun. Sie müssen sie nicht bis zum Ende ausführen. Falls Sie zu einem späteren Zeitpunkt auf eine Lektion zurückkommen möchten, ist es allerdings ratsam, sie dann wieder am Anfang zu beginnen.

Im Idealfall nutzen wir Sport und Bewegung, um etwas für die Gesunderhaltung unseres Körpers zu tun, also zur Vorbeugung. Das kann man gar nicht häufig genug erwähnen. Aber auch, wenn wir bereits Beschwerden und Schmerzen haben, können wir mit den sanften Bewegungseinheiten von Feldenkrais auf ganz einfache Art Abhilfe schaffen.

Wählen Sie nun Ihre Lektion. Viel Spaß dabei.

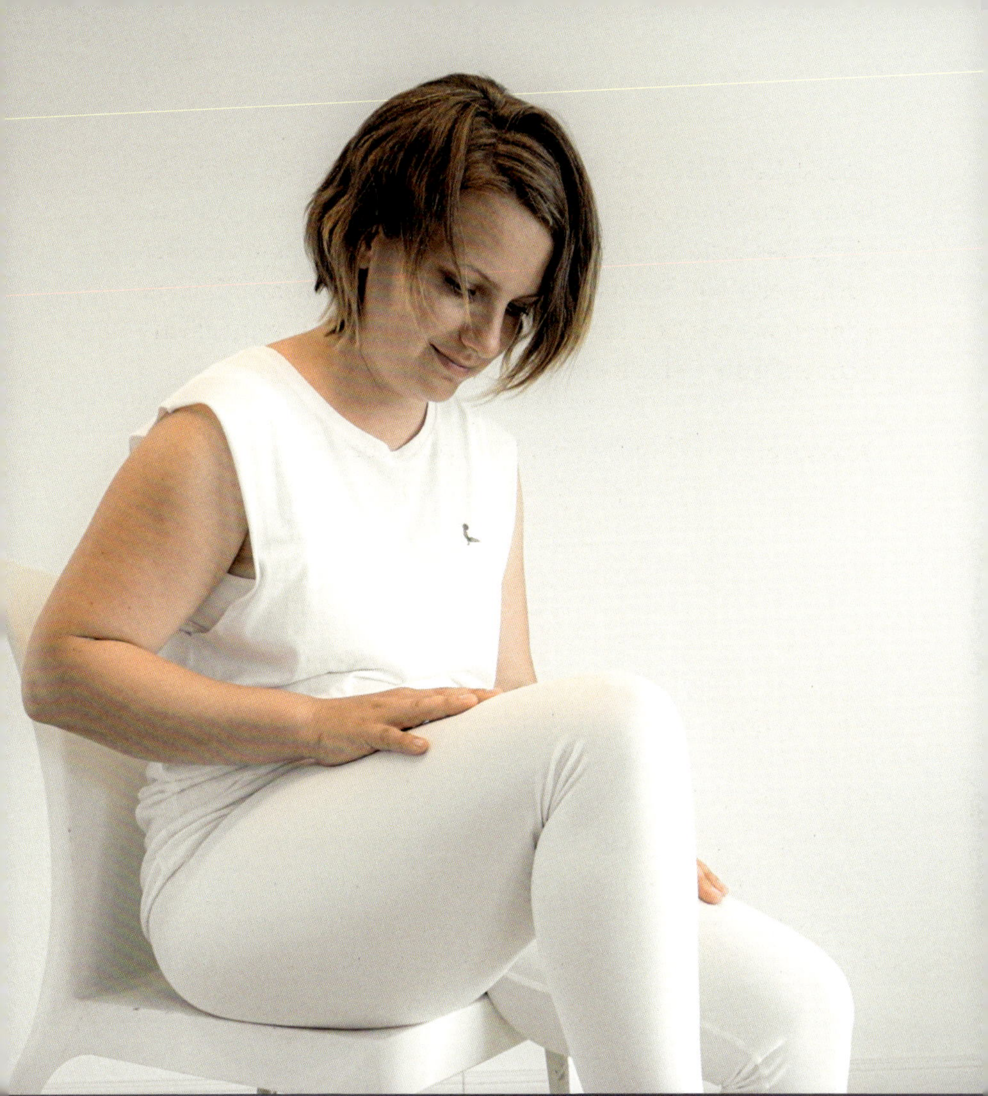

Lektionen – ganz klassisch

Für alle, die den Gelenken und der Wirbelsäule ganz entspannt etwas Gutes tun wollen

Beugen und Strecken

- fördert die Beweglichkeit des Brustkorbs
- aktiviert die gesamte Wirbelsäule
- hilft bei Rückenschmerzen, die durch Verspannungen entstanden sind
- **Zeiteinsatz:** 10–15 Min.

Legen Sie sich bequem auf den Rücken. Die Beine sind gestreckt, die Arme liegen neben dem Körper. Spüren Sie die gesamte Rückseite Ihres Körpers. Nehmen Sie ganz bewusst die Beine, das Becken, den Rücken, die Schultern, die Arme und den Kopf wahr. Lenken Sie Ihre Aufmerksamkeit auf die Wirbelsäule in der Mitte des Rückens. Bemerken Sie, dass der mittlere Teil der Wirbelsäule, die Brustwirbelsäule, anders auf der Unterlage aufliegt als der untere Teil, die Lendenwirbelsäule?

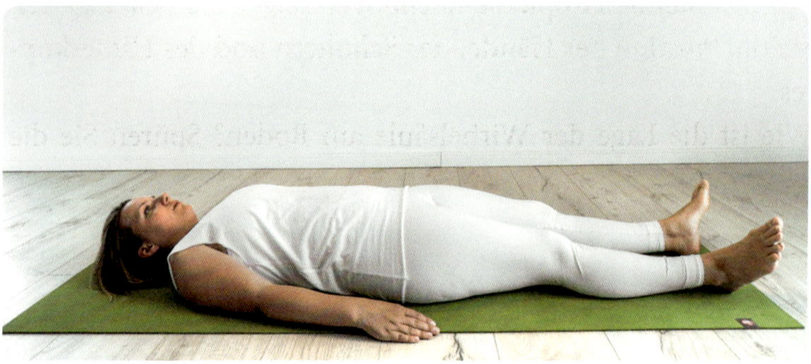

Stellen Sie die Füße auf. Ziehen Sie dafür zuerst den rechten, dann den linken Fuß zu sich heran, und machen Sie anschließend zunächst das rechte, anschließend das linke Bein wieder lang. Wiederholen Sie das mehrmals. Variieren Sie dann den Ablauf, indem Sie zuerst den linken Fuß zu sich heranziehen und mal das linke, mal das rechte Bein zuerst wieder ausstrecken. Agieren Sie ganz bewusst.
Spüren Sie, wie die veränderte Position der Beine die Kontaktpunkte des Rückens zum Boden verändert? Wie sich mit aufgestellten Füßen die Lendenwirbelsäule mehr zum Boden senkt?

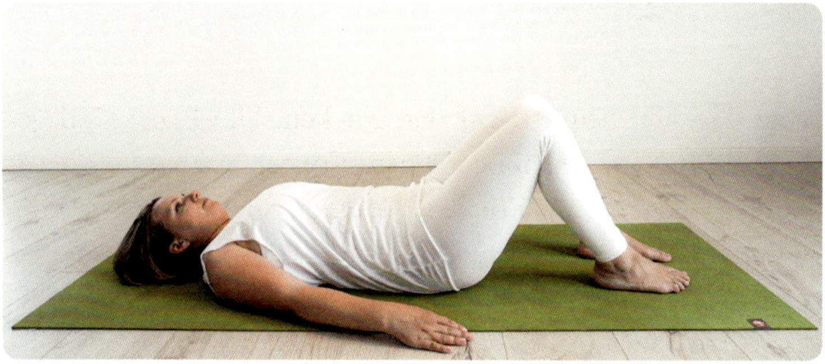

Lassen Sie die Füße auf dem Boden aufgestellt. Legen Sie die Hände unter den Kopf, die Ellenbogen zeigen zur Seite. Spüren Sie die Position der Hände, der Schultern und des Hinterkopfes.
Wie ist die Lage der Wirbelsäule am Boden? Spüren Sie die Mitte des Rückens?

Beginnen Sie, die Ellenbogen langsam vom Boden zu heben und wieder zu senken. Tun Sie das ganz bewusst, und spüren Sie dabei den mittleren Rücken und die Brustwirbelsäule.
Können Sie wahrnehmen, dass das Heben und Senken der Ellenbogen die Lage der Schulterblätter und des mittleren Rückens verändert?

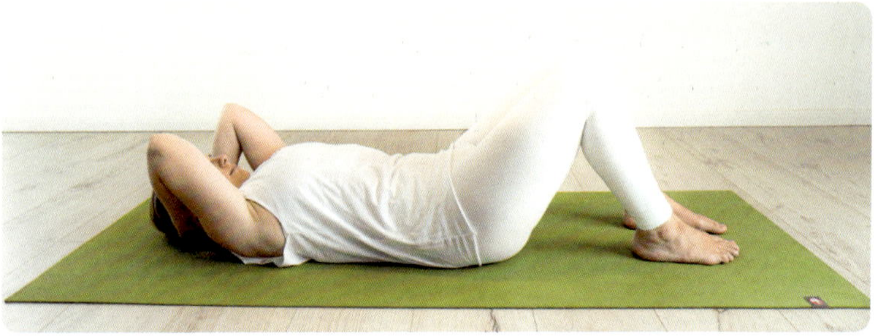

Lassen Sie die Hände am Hinterkopf, und ziehen Sie die Ellenbogen zu sich heran, sodass sie zur Zimmerdecke zeigen. Heben Sie den Kopf langsam mithilfe der Arme an, dann lassen Sie ihn wieder zum Boden sinken. Gestalten Sie diese Bewegung so einfach, wie es geht.
Generell sind die Aktionen bei Feldenkrais möglichst ohne Anstrengung auszuführen.
Nehmen Sie wahr, wie die Halswirbelsäule und der obere Rücken daran beteiligt sind, wenn Sie den Kopf heben. Wie verändert sich die Auflage des mittleren Rückens in Verbindung zur Unterlage?
Wiederholen Sie das Anheben des Kopfes mehrmals.

Machen Sie eine Pause in der Rückenlage. Die Beine sind gestreckt, die Arme liegen neben dem Körper.

Pausen sind bei Feldenkrais ein Teil des Bewegungstrainings und helfen dem Nervensystem und dem Gehirn, von der Bewegung zu profitieren.

Stellen Sie dann die Füße auf, und legen Sie die Hände unter den Kopf. Heben Sie den Kopf noch einmal mithilfe der Arme an. Spüren Sie, wie sich die Brust- und die Halswirbelsäule runden, wenn Sie Kopf und Oberkörper anheben, und wie sich der Rücken mehr auf der Unterlage ausbreitet, wenn Sie sich zurücklegen?

Beginnen Sie, während Sie den Kopf anheben, das rechte Knie in Richtung Kopf zu bringen. Kopf und Knie sollen sich nicht berühren, sondern sich lediglich annähern.
Denken Sie daran, dass es nicht um ein Muskeltraining im klassischen Sinne geht, sondern um ein feines Bewegungslernen für die Gelenke, das Gehirn und das Nervensystem. Arbeiten Sie darum möglichst ohne Anstrengung. Lassen Sie jede Bewegung von Kopf und Knie eine neue Bewegung sein.
Spüren Sie das Beugen und das Strecken, die im Brustkorb und in der Wirbelsäule entstehen, und wie dadurch die kleinen Wirbelgelenke in Bewegung geraten?

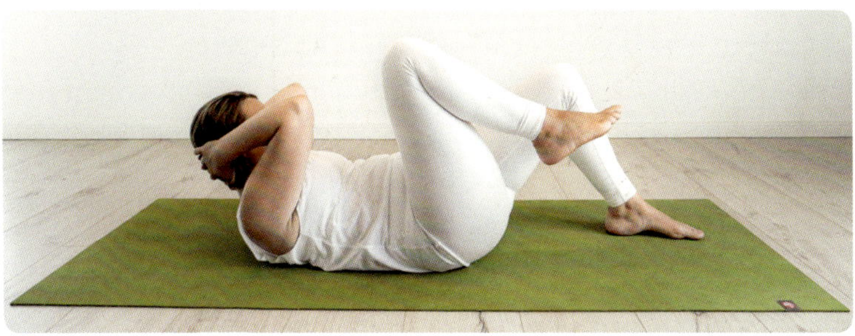

Es kommt nicht darauf an, was wir tun, sondern, wie wir es tun – nämlich am Besten immer bewusst.

Machen Sie eine Pause in der Rückenlage. Die Beine sind gestreckt, die Arme liegen neben dem Körper. Spüren Sie den Rücken auf dem Boden.

Legen Sie dann noch einmal die Hände unter den Kopf, und stellen Sie die Füße auf. Welche Hand haben Sie spontan zuerst unter den Kopf gelegt?
Tauschen Sie die Hände einmal, und legen Sie die andere Hand zuerst unter den Kopf. Nehmen Sie wahr, wie solch eine kleine Veränderung in Ihrem gewohnten Bewegungsablauf eine Veränderung in der gesamten Körperwahrnehmung bewirken kann.

Heben Sie jetzt den Kopf mithilfe der Arme erneut an, und bringen Sie gleichzeitig das linke Knie dem Kopf entgegen. Sie entscheiden, wie groß diese Bewegung werden kann, aber denken Sie stets daran, Anstrengung zu vermeiden. Es darf eine ganz kleine Aktion sein, die Sie in mehreren Wiederholungen ausführen, um mit Ihrer Aufmerksamkeit den feinen Bewegungen in Brustkorb und Wirbelsäule zu folgen.
Spielen Sie mit dieser Bewegung, indem Sie sie mal größer und mal kleiner werden lassen. Und betrachten Sie mit Ihrem inneren Auge die veränderte Beweglichkeit im Rücken und im Brustkorb.

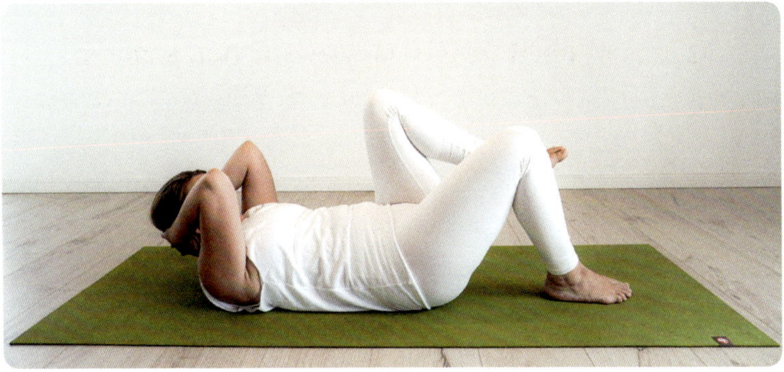

Beenden Sie die Lektion, indem Sie sich in der Rückenlage ausstrecken, die Arme neben dem Körper ablegen und die Wirbelsäule in ihrer gesamten Länge spüren. Beginnen Sie am unteren Ende, dem Steißbein, und wandern Sie mit Ihrer Aufmerksamkeit bis zum Hinterkopf. Wie nehmen Sie die Auflagefläche der Wirbelsäule auf der Unterlage wahr? Wo gibt es einen Abstand zur Unterlage? Vielleicht im Bereich des unteren Rückens oder der Halswirbelsäule? Wo ist die Verbindung zur Unterlage deutlich spürbar? Vielleicht im Bereich des Beckens oder des mittleren Rückens?

Alles dreht sich, alles bewegt sich

- hilft gegen Schmerzen im oberen Rücken
- gut bei Beschwerden in den Hüften und Knien
- **Zeiteinsatz:** 10–15 Min.

Jahrzehntelang wurden in der Therapie einzelne Symptome betrachtet und behandelt, ohne zu berücksichtigen, dass alles in unserem Körper miteinander verbunden ist. Bei dieser Lektion wird Ihnen das besonders deutlich werden. Die Hüftgelenke müssen eine Drehbewegung erlauben, damit Sie in den sogenannten Z-Sitz kommen können. Knie, Schultern und besonders die Wirbelsäule profitieren im Rotationszusammenspiel von dieser Übung.

Legen Sie sich auf den Rücken. Die Beine sind gestreckt, die Arme liegen neben dem Körper. Richten Sie Ihre Aufmerksamkeit auf den Atem, und spüren Sie die Bewegung, die durch ihn entsteht. Beim Einatmen weiten sich der Bauch- und der Brustraum, der Rücken drückt sanft gegen die Unterlage.

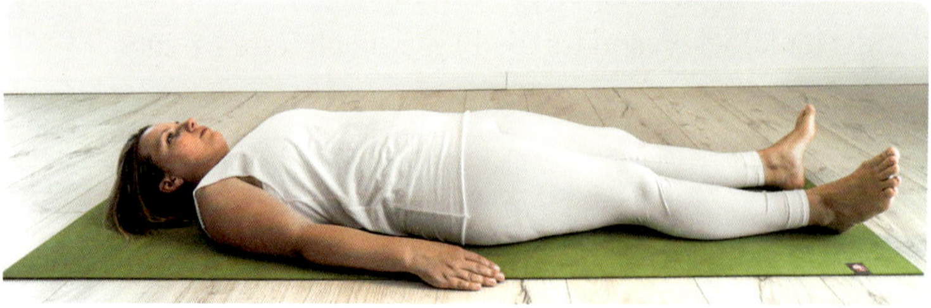

Setzen Sie sich auf, und nehmen Sie Ihren Körper für einen Moment ganz bewusst wahr.

Begeben Sie sich dann in den Z-Sitz, indem Sie die Knie so beugen, dass der rechte Unterschenkel nach hinten zeigt und die linke Fußsohle an der rechten Oberschenkelvorderseite liegt.

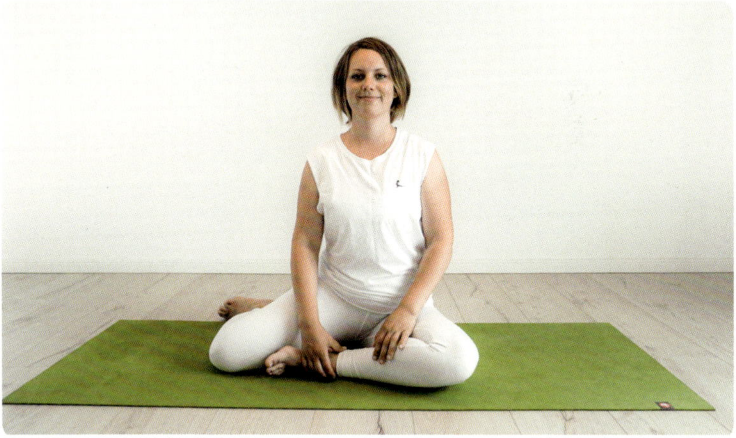

Stützen Sie sich ab, indem Sie die linke Hand neben dem Becken am Boden platzieren. Winkeln Sie den rechten Arm an, und heben Sie ihn auf Kinn- oder Brustbeinhöhe parallel zum Boden. Die Handinnenfläche zeigt nach unten. Strecken Sie die Hand bis in die Fingerspitzen, und lassen Sie sie danach im Handgelenk locker, sodass die Finger nach unten zeigen.

Beginnen Sie mit einer leichten Drehung nach links, die rechte Hand führt diese Drehung an. Wiederholen Sie die Drehung mehrmals, und spüren Sie, was sie in der Wirbelsäule auslöst.

Nehmen Sie wahr, wie die Knie- und die Hüftgelenke an den Rotationsabläufen beteiligt sind?

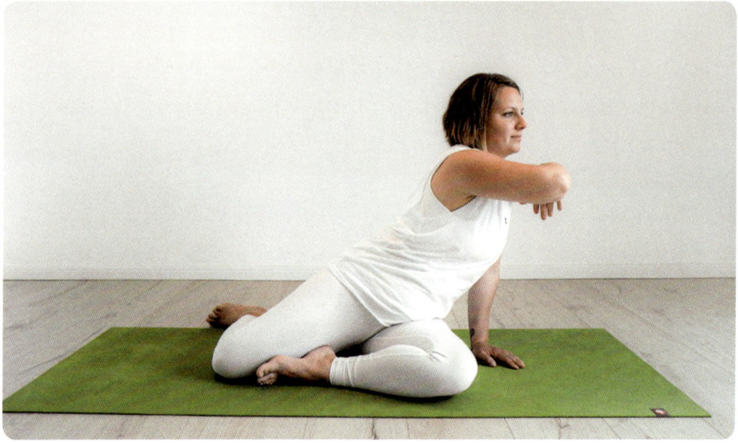

Machen Sie dann eine Pause. Setzen Sie sich dazu bequem hin, und verweilen Sie so für einige Atemzüge.

Kehren Sie in den Z-Sitz zurück. Die Knie sind gebeugt, der rechte Unterschenkel ist nach hinten abgelegt, die linke Fußsohle liegt an der rechten Oberschenkelvorderseite. Stützen Sie sich mit der linken Hand ab, und heben Sie die rechte Hand auf Höhe des Kinns bzw. des Brustbeins an.

Beginnen Sie erneut die Drehbewegung, indem Sie sich von der rechten Hand angeführt in Richtung linke Schulter wenden, und kommen Sie dann zurück in die Ausgangsposition. Führen Sie diese Drehung langsam und bewusst mehrmals aus, und achten Sie auf die gesamte Wirbelsäule. Nehmen Sie sie vom Hinterkopf bis zum Steißbein wahr, und spüren Sie die

Drehung, die im Rücken entsteht, während Sie die Bewegung ausführen. Wo müssen die Hüft- und die Kniegelenke mitspielen, um die Drehung zu unterstützen?

Machen Sie eine Pause in der Rückenlage, und lenken Sie Ihre Aufmerksamkeit noch einmal besonders auf die Hüft- und die Kniegelenke.

Kommen Sie zurück in den Z-Sitz mit seitlich gebeugten Knien, und beginnen Sie erneut mit der Drehbewegung. Führen Sie diese nun mit dem Kopf an. Das bedeutet: Der Kopf dreht sich zuerst, Hand bzw. Arm und Oberkörper folgen der Bewegung. Anschließend zieht der Ellenbogen zurück in die Ausgangsposition, danach folgt der Kopf mit der Drehung. Führen Sie das mehrmals aus. Der Kopf dreht sich in Richtung linke Schulter, dann folgt der Arm. Zurück zieht der Ellenbogen zuerst, dann folgt der Kopf.

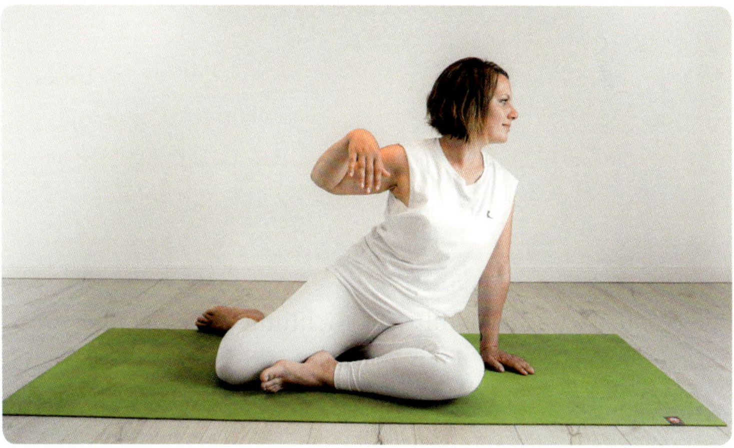

Kehren Sie diesen Vorgang dann bewusst einmal um. Während die Hand die Drehung zur linken Schulter einleitet, drehen Sie den Kopf ganz langsam in Richtung rechte Schulter und wieder zurück. Führen Sie auch diese Aktion mehrmals durch, und atmen Sie dabei gleichmäßig weiter.

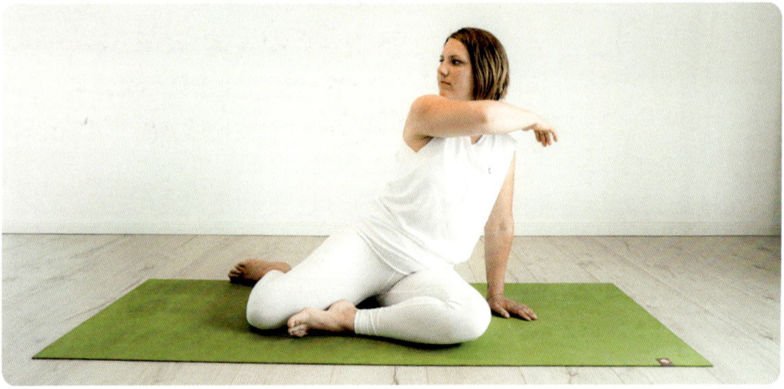

Machen Sie danach eine Pause in der Rückenlage. Spüren Sie nun besonders den mittleren Rücken. Wie ist die Verbindung der Brustwirbelsäule zum Boden?

Kehren Sie in den Z-Sitz zurück. Legen Sie jetzt aber den linken Unterschenkel nach hinten und die rechte Fußsohle an die linke Oberschenkelvorderseite. Stützen Sie sich mit der rechten Hand ab, und heben Sie die linke Hand auf Höhe des Kinns bzw. Brustbeins.
Beginnen Sie die Drehung in Richtung rechte Schulter, wobei die linke Hand die Bewegung anführt. Wiederholen Sie das mehrmals.

Lassen Sie dann den Kopf die Bewegung anführen. Denken Sie sich dafür eine Linie, auf der die Augen entlangwandern, während Sie sich in Richtung rechte Schulter und wieder zurückdrehen. Wiederholen Sie diese Drehung nach rechts und zurück mehrmals, und richten Sie Ihre gesamte Aufmerksamkeit darauf.

Machen Sie eine Pause. Setzen Sie sich dazu bequem hin, und schließen Sie für einige Atemzüge die Augen.

Kommen Sie dann wieder in den Z-Sitz. Der linke Unterschenkel ist hinten platziert, die rechte Fußsohle liegt an der linken Oberschenkelvorderseite. Stützen Sie sich mit der rechten Hand ab, und heben Sie die linke Hand auf Höhe des Kinns bzw. Brustbeins. Richten Sie dann den Kopf zur linken Schulter, während Sie den Oberkörper in Richtung rechte Schulter drehen. Wiederholen Sie auch das mehrmals.

Machen Sie wieder eine Pause.

Beginnen Sie den Bewegungsablauf erneut, und schauen Sie dann zur rechten Schulter, während Sie den Oberkörper sowie den linken Ellenbogen nach links und wieder zurückdrehen. Das stellt eine besondere Herausforderung für die Koordination im Gehirn dar, denn üblicherweise führen wir mit den Augen unseren Bewegungsablauf an. Hier agieren Sie nun entgegengesetzt.

Führen Sie die Bewegung mehrmals aus. Sie ziehen den Oberkörper und den linken Ellenbogen nach links, während Sie den Kopf zur rechten Schulter drehen.

Machen Sie anschließend eine Pause in der bequemen Rückenlage. Spüren Sie den Drehbewegungen im Rücken, in den Knien und in den Hüften nach. Beenden Sie dann die Lektion.

Feine Bewegungen mobilisieren die Gelenke

- hilft gegen Schmerzen im unteren Rücken
- gut bei Beschwerden mit den Hüften und Knien
- **Zeiteinsatz:** ca. 15 Min.

Beginnen Sie mit einem Scanning in der Rückenlage. Die Beine sind gestreckt, die Arme liegen neben dem Körper. Gleiten Sie ganz bewusst mit Ihrem inneren Auge den Körper entlang. Wie liegt der Rücken am Boden? Wie ist die Position des Hinterkopfes? Spüren Sie das Becken, den unteren Rücken, die Kniegelenke, die Hüftgelenke und die Beine in ihrer gesamten Länge.

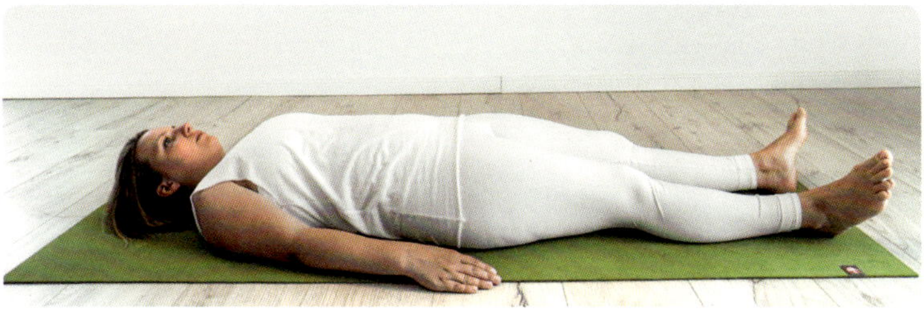

Drehen Sie sich nun auf eine beliebige Seite. Legen Sie die Knie leicht gebeugt übereinander. Strecken Sie den unteren Arm nach oben, und legen Sie den Kopf darauf ab. Falls das unbequem ist, platzieren Sie ein kleines Kissen zwischen Kopf und unterem Arm. Legen Sie den oberen Arm entlang der Körperlinie, sodass die Hand im Bereich des Beckens aufliegt.

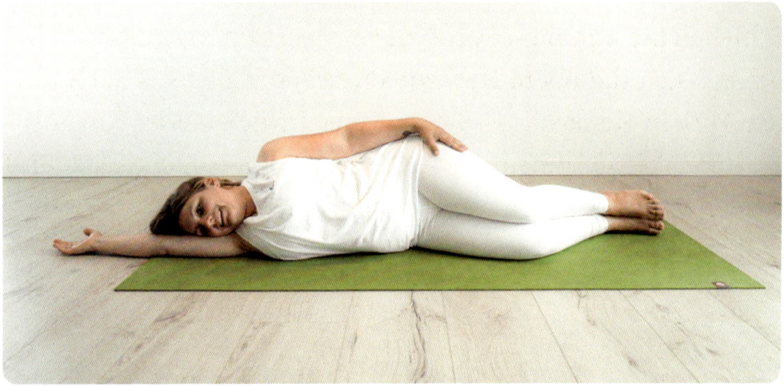

Schieben Sie das obere Knie ein wenig vor, und ziehen Sie es dann in die Ausgangsposition zurück. Richten Sie Ihre Aufmerksamkeit auf die Bewegung, die dabei im Becken, in den Hüftgelenken und im unteren Rücken entsteht. Führen Sie die Aktion sanft, spielerisch und ohne Anstrengung aus. Wiederholen Sie die Kniebewegung mehrmals, und variieren Sie sie, indem Sie sie mal größer, mal kleiner gestalten.

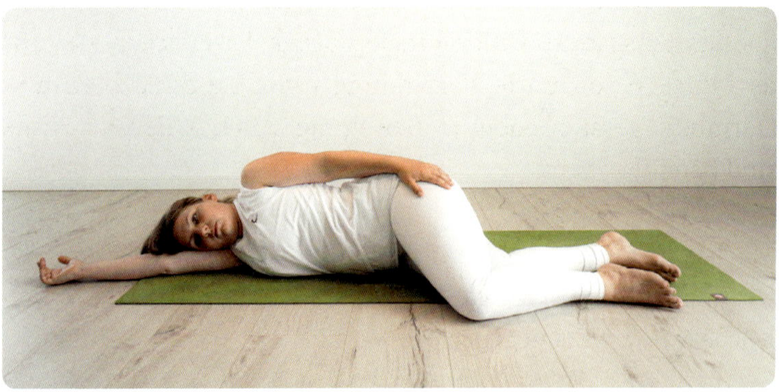

Machen Sie eine Pause. Bleiben Sie dazu für einige Atemzüge in der Seitenlage.

Schieben Sie nun das obere Knie ein wenig nach hinten, dabei bewegt sich die obere Beckenhälfte ebenfalls etwas nach hinten. Ziehen Sie das Knie dann wieder zurück in die Ausgangsposition. Wiederholen Sie auch diese Aktion mehrmals, und variieren Sie dabei das Ausmaß der Bewegung.

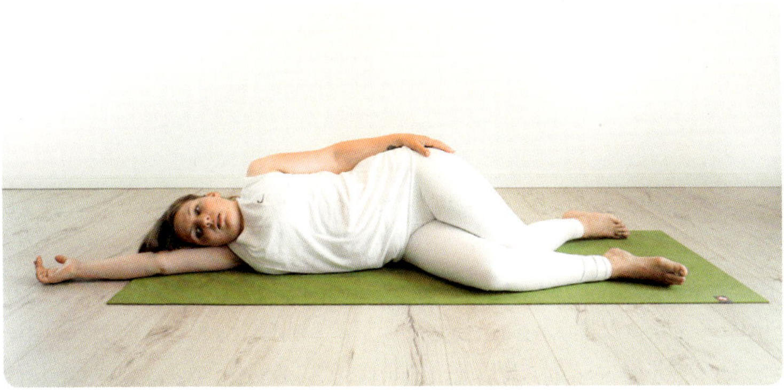

Fügen Sie dann beide Bewegungen zusammen. Schieben Sie das obere Knie ein wenig vor, und ziehen Sie es anschließend über die Ausgangsposition hinaus zurück. Das Becken, der untere Rücken sowie die Verbindung zwischen Kreuzbein und Darmbein geraten dabei in Bewegung. Auch Knie und Hüfte sind beteiligt.

Machen Sie eine Pause in der Rückenlage. Spüren Sie der Bewegung nach, und vergleichen Sie die rechte mit der linken Körperhälfte. Was nehmen Sie wahr?

Kehren Sie dann in die seitliche Ausgangsposition zurück, und beginnen Sie, das obere Knie ein wenig nach unten zu bewegen, so, als wollten Sie das Bein in die Streckung führen, dann ziehen Sie es wieder zurück. Wiederholen Sie das mehrmals, und richten Sie dabei Ihre Aufmerksamkeit auf die kleine Bewegung, die im Hüftgelenk und im unteren Rücken entsteht.

Beginnen Sie nochmals die Abwärtsbewegung mit dem oberen Knie, und ziehen Sie es anschließend über die Beugeposition hinaus sanft nach oben. Das Becken kippt dabei in einer kleinen Bewegung auf und ab. Wiederholen Sie das Auf und Ab des Knies mehrmals, und achten Sie dabei neben dem Knie besonders auf die Hüften und den unteren Rücken.
Was beteiligt sich an dieser Aktion?

Machen Sie wieder eine Pause in der Rückenlage. Die Beine sind gestreckt, die Arme liegen neben dem Körper.

Zurück in der Seitenlage verbinden Sie die vorher gemachten Bewegungen. Tun Sie dies zunächst in Ihrer Vorstellung. Führen Sie sich vor Augen, wie das obere Knie aus dem Auf und Ab sowie dem Vor und Zurück einen Kreis beschreibt. Auch die obere Beckenhälfte beteiligt sich und beginnt, einen kleinen Kreis im Raum zu zeichnen.
Wie wollen Sie den Kreis beginnen? Schiebt sich das Knie zuerst nach vorn, dann nach oben, danach zurück usw., oder beginnen Sie, indem Sie das Knie zuerst nach hinten gleiten lassen? Probieren Sie es aus.

Machen Sie danach erneut eine Pause in der Rückenlage.

Wiederholen Sie die Lektion für die andere Körperhälfte, indem Sie sich auf die andere Seite legen. Vielleicht stellen Sie Unterschiede fest. Fällt Ihnen die Bewegungsfolge auf dieser Seite einfacher oder schwerer? Nehmen Sie das wahr, ohne es zu bewerten. Bei Feldenkrais geht es hauptsächlich um die Bewusstheit in der Bewegung. Verbesserte Beweglichkeit ergibt sich daraus.

Die Halswirbelsäule neu entdecken

- hilft gegen Schmerzen im Bereich der Halswirbelsäule
- beugt Spannungskopfschmerz vor
- **Zeiteinsatz:** ca. 15 Min.

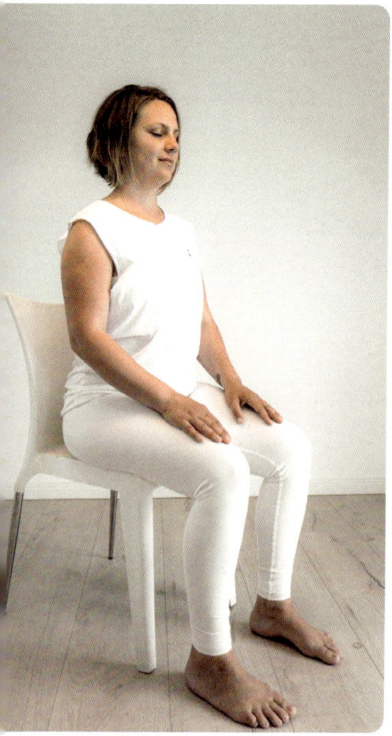

Setzen Sie sich auf einen Stuhl, schließen Sie die Augen, und nehmen Sie sich sitzend wahr. Die Füße stehen nebeneinander auf dem Boden, die Hände liegen auf den Oberschenkeln, der Rücken ist aufgerichtet, und der Kopf strebt sanft in Richtung Zimmerdecke, sodass die Halswirbelsäule lang ist. Verweilen Sie so für ein paar Atemzüge.

Setzen Sie sich dann rittlings auf den Stuhl, sodass sich die Rückenlehne vor der Brust befindet. Die Füße haben mit der gesamten Fußsohle Bodenkontakt. Falls das nicht möglich ist, unterlagern Sie beide Füße mit einem Kissen, einer Decke oder etwas Ähnlichem. Die Hände bzw. Unterarme sind locker auf der Rückenlehne abgelegt, der Rücken ist sanft aufgerichtet.

Nehmen Sie Ihren Körper wahr. Fühlen Sie sich in der Sitzposition wohl, oder können Sie sie noch verbessern, ohne die Grundhaltung zu verändern?

Beginnen Sie, die Halswirbelsäule zu lockern, indem Sie abwechselnd nach rechts und nach links schauen. Beobachten Sie dabei, inwieweit es für Sie angenehm und mühelos ist, den Kopf von der einen zur anderen Seite zu drehen.

Schauen Sie dann nach oben und nach unten. Tun Sie das mehrmals langsam und bewusst, und folgen Sie der Bewegung mit Ihrer Aufmerksamkeit.

Bewegen Sie nun den Kopf sanft vor und zurück. Die Nase und das Kinn leiten die Bewegung nach vorn, der Hinterkopf leitet die Bewegung zurück. Denken Sie an ein Huhn, wenn es Körner pickt.
Achtung! Der Vergleich mit dem Picken der Hühner soll hier lediglich die Richtung, nicht die Geschwindigkeit der Aktion veranschaulichen. Achten Sie darauf, dass Sie langsame, kleine Bewegungen ausführen.

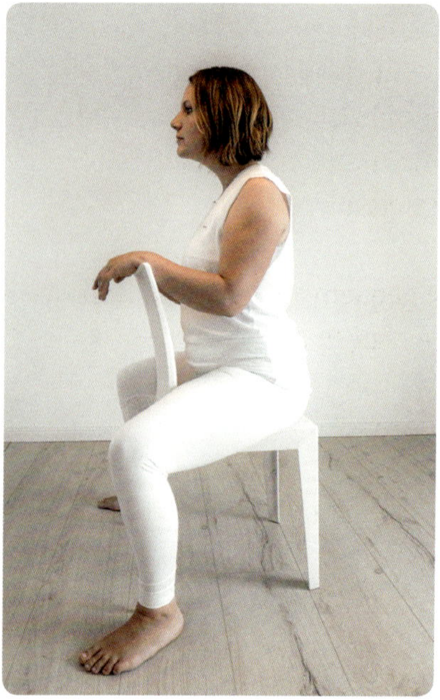 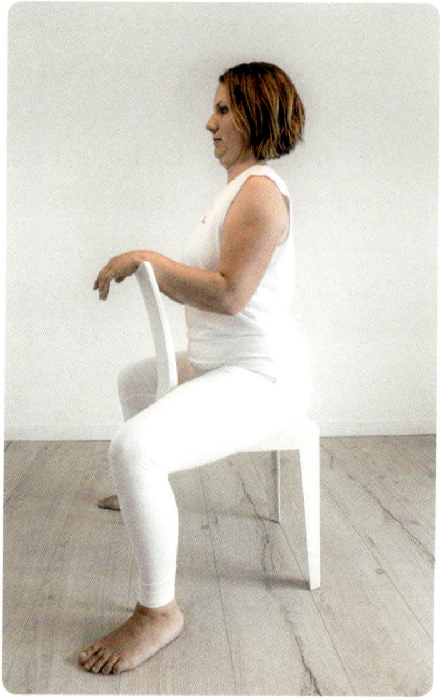

Seien Sie besonders achtsam bei der Bewegung der Halswirbelsäule. Achten Sie auf Ihre persönlichen Grenzen. Diese zu wahren, ist ein angestrebter Lerneffekt bei Feldenkrais.

Wiederholen Sie dieses Picken mehrmals. Bewegen Sie sich dabei in Ihrem eigenen Tempo, und führen Sie die Aktion so aus, dass sie Ihnen guttut und nicht anstrengend wird.

Machen Sie danach eine Pause. Bleiben Sie dazu entspannt auf dem Stuhl sitzen, und spüren Sie den Hinterkopf, die Halswirbelsäule und den oberen Rücken.

Beginnen Sie erneut mit der Pickbewegung. Ist sie Ihnen schon vertrauter geworden? Folgen Sie mit dem inneren Auge dem Vorschieben des Kinns, dem Zurückziehen des Hinterkopfs, der Bewegung der Halswirbelsäule und dem Fortlauf der Bewegung hinunter bis zur Brustwirbelsäule.

Machen Sie eine Pause, indem Sie bequem auf dem Stuhl sitzen bleiben und für einen Moment die Augen schließen.

Stellen Sie sich nun das Zifferblatt einer Uhr vor. Vor Ihnen befindet sich oben die Ziffer Zwölf, unten die Ziffer Sechs. Halten Sie den Kopf in einer neutralen Position, der Blick geht also gerade nach vorn.
Beginnen Sie mit dem Kinn eine leichte Pendelbewegung. Wie das Pendel einer Standuhr bewegen Sie es hin und her – von den Ziffern Sieben bis Fünf bzw. von Fünf bis Sieben. Das Kinn bewegt sich über die Ziffern im unteren Bereich des Zifferblatts. Wiederholen Sie das mehrmals.

Legen Sie eine Pause ein, und gehen Sie dazu ein paar Schritte durch den Raum.

Setzen Sie sich danach wieder rittlings auf den Stuhl, sodass sich die Rückenlehne vor dem Oberkörper befindet. Legen Sie die Hände bzw. Unterarme auf der Lehne ab, und richten Sie den Rücken sanft auf.
Stellen Sie sich wieder das Zifferblatt der Uhr vor. Beginnen Sie dann mit der Pickbewegung. Picken Sie dieses Mal von Sechs nach Fünf und wieder zurück. Hierfür geht das Kinn in Rich-

tung der Fünf, der Hinterkopf zieht zurück, das Kinn geht zur Sechs usw. Wiederholen Sie das mehrmals.

Machen Sie dann eine Pause. Bleiben Sie dazu auf dem Stuhl sitzen, legen Sie die Hände auf den Oberschenkeln ab, und schließen Sie für einige Atemzüge die Augen.

Nehmen Sie erneut die Ausgangsposition ein, indem Sie die Hände bzw. Unterarme locker auf der Lehne des Stuhls ablegen und den Rücken sanft aufrichten. Stellen Sie sich das Zifferblatt der Uhr vor. Führen Sie nun mehrmals das Picken von Sechs nach Sieben und wieder zurück aus. Das Kinn führt die Bewegung nach vorn, der Hinterkopf führt die Bewegung zurück.

Legen Sie eine Pause ein, indem Sie es sich auf dem Stuhl bequem machen.

Jetzt starten Sie noch einmal, wieder haben Sie das Zifferblatt vor Augen. Verbinden Sie nun das Picken von Sechs nach Fünf mit dem Picken von Sechs nach Sieben. Sechs, Fünf, Sechs, Sieben, Sechs, Fünf, Sechs, Sieben usw.
Wiederholen Sie diese Bewegung mehrmals, und beobachten Sie dabei, wie geschmeidig sich die Halswirbelsäule bewegt.

Wenn Sie wollen, legen Sie sich zum Abschluss auf den Rücken. Die Beine sind gestreckt, die Arme liegen neben dem Körper. Spüren Sie noch einmal bewusst die Halswirbelsäule und den gesamten Rücken. Dann beenden Sie die Lektion.

Beinestreicheln tut dem Rücken gut

- hilft gegen Schmerzen im unteren Rücken
- gut bei Verspannungen in der Gesäßmuskulatur (hauptsächlich im Bereich des Musculus piriformis, eines kleinen, birnenförmigen Muskels, der an der Innenseite des Beckens zum Oberschenkelknochen verläuft)
- **Zeiteinsatz:** 10–15 Min.

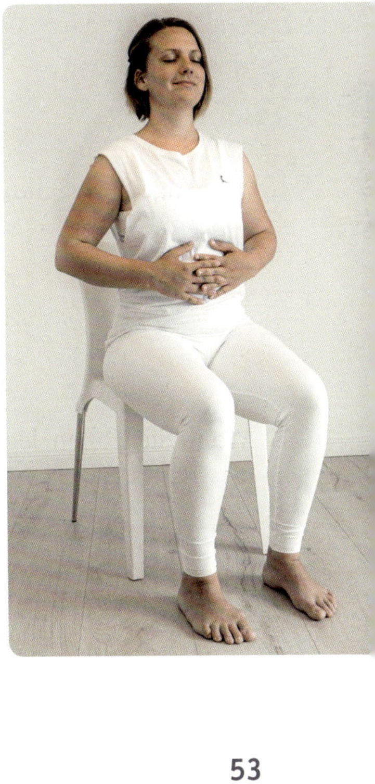

Setzen Sie sich auf einen Stuhl. Beide Fußsohlen haben Kontakt zum Boden, die Wirbelsäule ist aufgerichtet, die Hände liegen auf dem Bauch auf Höhe des Bauchnabels.
Schließen Sie für einen Moment die Augen, und richten Sie Ihre Aufmerksamkeit auf den Atem und den Bereich, auf dem die Hände liegen. Nehmen Sie bewusst wahr, wie sich beim Einatmen die Bauchdecke unter den Händen hebt und sich beim Ausatmen senkt. Verweilen Sie so für mehrere Atemzüge.

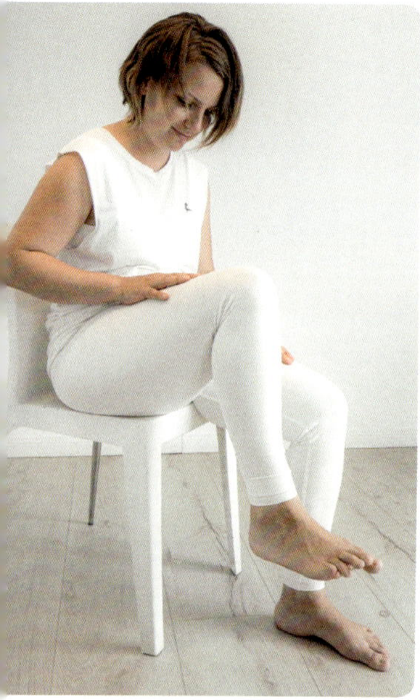

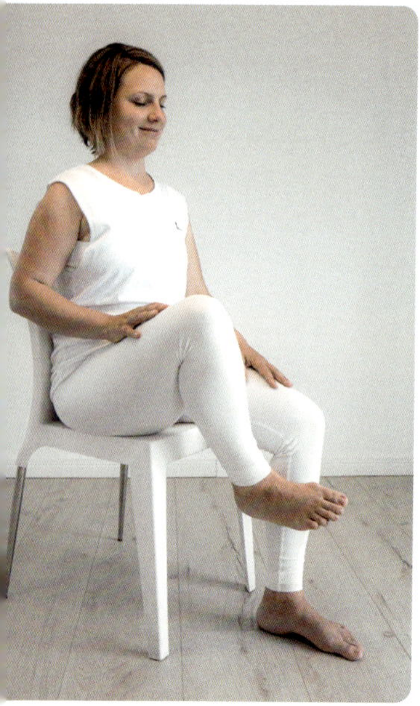

Heben Sie dann das rechte Bein, indem Sie das Knie zum Bauch heranziehen, und stellen Sie den Fuß anschließend wieder auf den Boden. Beobachten Sie dabei, wie sich die Wirbelsäule dem Heben und Senken des Knies anpasst. Wann wird der Rücken rund, wann wieder lang? Wiederholen Sie diese Aktion mehrmals.

Machen Sie eine Pause, indem Sie bequem auf dem Stuhl sitzen.

Kommen Sie anschließend zurück in den aufrechten Sitz. Streicheln Sie nun mit dem rechten Fuß das linke Bein. Dazu heben Sie den rechten Fuß vom Boden und streichen mehrmals langsam und aufmerksam mit der Fußsohle über den Fußrücken des linken Fußes, dann das Schienbein hinauf und wieder zurück. Seien Sie spielerisch mit der Bewegung, wie ein Kind, das seine Bewegung entdeckt.
Wie weit kommen Sie mit dem Fuß am Bein hinauf? Oder auch zur Seite, Außenseite, Innenseite des Beines, was ist möglich? Wie verlagern Sie das Gewicht auf dem Stuhl? Welche Bewegungen entstehen im Rücken und im Beckenbereich?

Machen Sie eine Pause, um der Bewegung nachzuspüren. Beugen Sie sich dazu vor, und legen Sie die Unterarme auf den Oberschenkeln ab. Den Kopf lassen Sie ganz entspannt hängen (Kutscherhaltung).

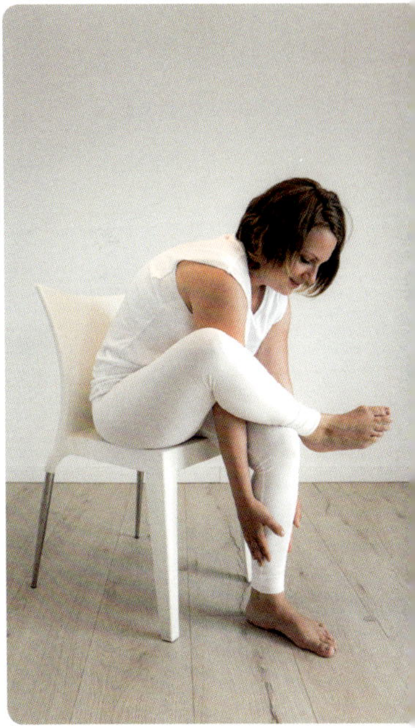

Kommen Sie zurück in die aufrechte Sitzposition. Legen Sie den rechten Knöchel auf das linke Knie, und streichen Sie mehrmals erst mit der linken, dann mit der rechten Hand und anschließend mit beiden Händen am linken Bein entlang nach unten.
Beobachten Sie, wie Sie die Bewegung ausführen. Wo entsteht Dehnung? Was funktioniert leicht?
Folgen Sie mit dem Oberkörper dem Streichen der Hand bzw. den Händen nur so weit, wie es Ihnen bequem möglich ist. Denken Sie daran: Es geht bei Feldenkrais nicht um Leistung. Sie erreichen Beweglichkeit und Leistungsfähigkeit über die Einfachheit der Bewegung.

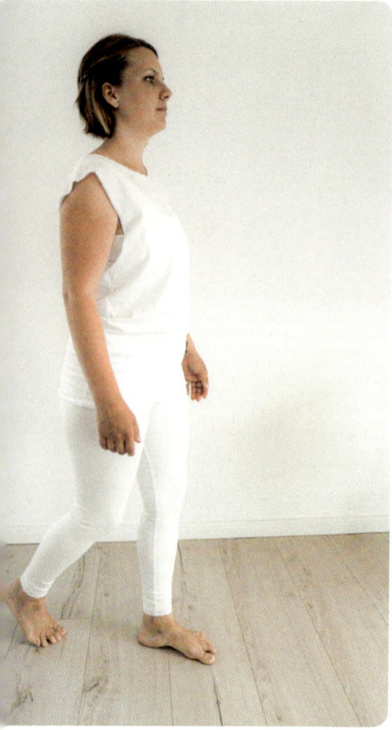

Machen Sie eine Pause. Gehen Sie dazu ein paar Schritte langsam und bewusst durch den Raum. Spüren Sie dabei die Partie in der Leistenbeuge, dort sind die Hüftgelenke.

Kommen Sie zurück in die Ausgangsposition auf dem Stuhl, und führen Sie die Bewegungsschritte für die andere Körperseite aus. Legen Sie dazwischen Pausen ein.
Was meldet das linke Hüftgelenk, wenn Sie das linke Bein anheben? Gibt es einen Unterschied zum rechten Bein?
Wie hoch kommen Sie mit dem Fuß, wenn Sie mit der linken Fußsohle das rechte Bein streicheln?
Was passiert im Becken und in der Gesäßmuskulatur, wenn Sie den linken Knöchel auf das rechte Knie legen und sich anschließend vorbeugen, um erst mit der rechten, dann mit der linken Hand und anschließend mit beiden Händen am rechten Bein entlangzustreichen? Wie weit nach unten ist das möglich? Erreichen Sie das Knie, die Wade, oder kommen Sie bis zum Fuß? Wo muss sich der Rücken beugen, um die Bewegung zu unterstützen?
Führen Sie dieses Streicheln mehrmals aus. Richten Sie sich zwischenzeitlich immer wieder auf, und beginnen Sie das Streicheln des Beins erneut.

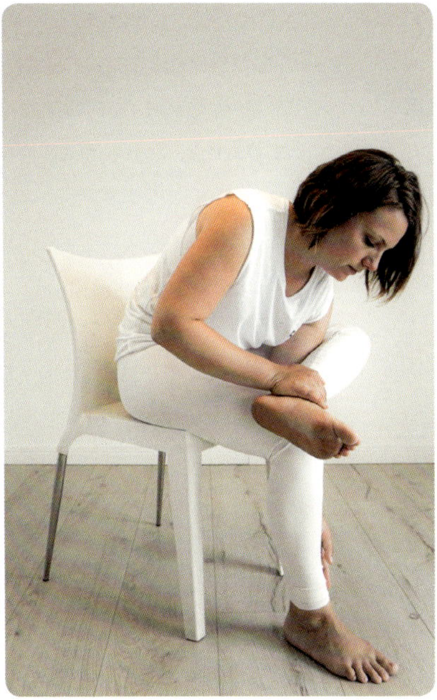

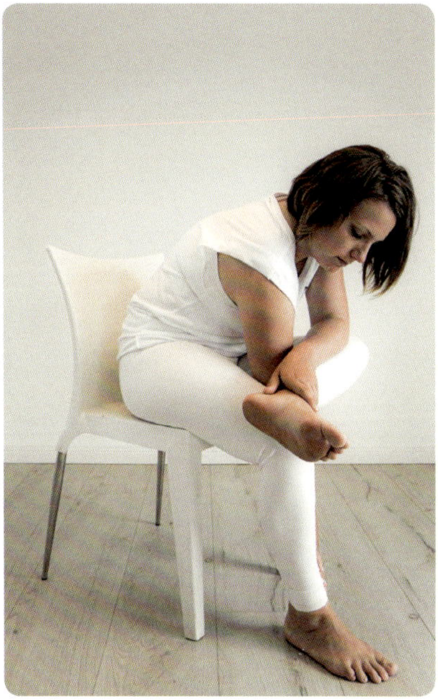

Machen Sie anschließend eine Pause. Sitzen Sie dazu bequem auf dem Stuhl, und spüren Sie der Bewegung nach.

Begeben Sie sich erneut in die Ausgangsposition, und legen Sie den Knöchel des einen auf das Knie des anderen Beins. Welchen Knöchel haben Sie spontan abgelegt? Führen Sie das Vorbeugen und Streicheln mit der einen, dann mit der anderen Hand nochmals aus. Streichen Sie dann mit beiden Händen den Unterschenkel aus. Fällt es Ihnen leichter, mit beiden Händen gleichzeitig oder im Wechsel zu streichen? Probieren Sie es aus.

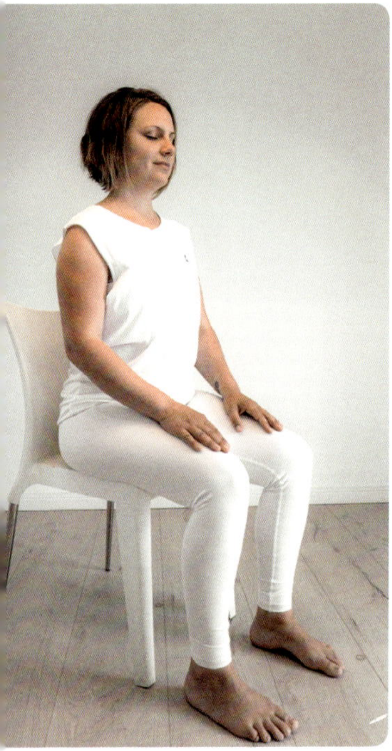

Setzen Sie sich abschließend aufrecht auf den Stuhl, legen Sie die Hände auf die Oberschenkel, und spüren Sie der Veränderung in den Knie-, den Hüftgelenken und der Wirbelsäule nach. Beenden Sie dann die Lektion.

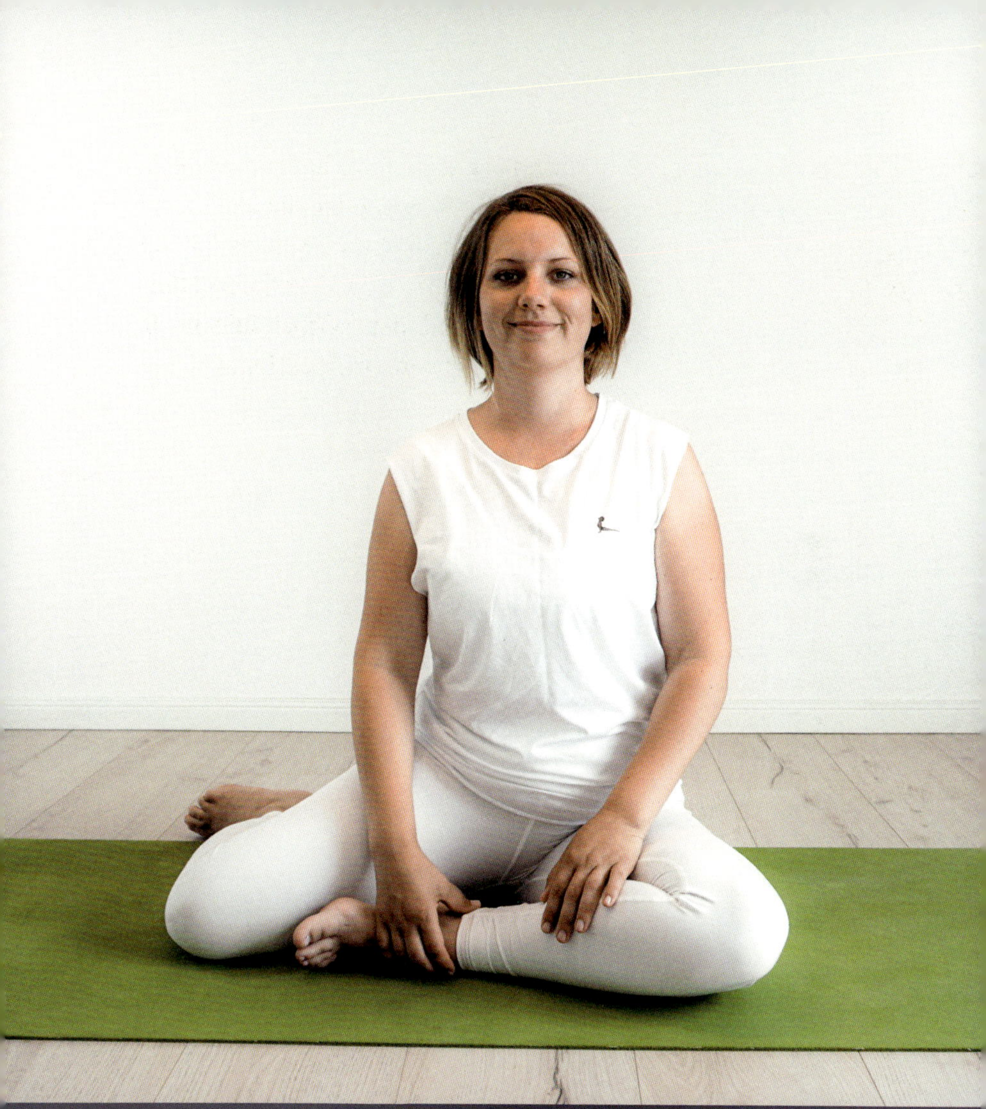

Lektionen – ganz entspannt

Für alle, die lieber kleine Bewegungen mögen

Feldenkrais ist keine Entspannungsmethode im eigentlichen Sinn. Dennoch wirkt sie, und zwar häufig gerade bei körperlich sowie geistig unruhigen Menschen, sehr ausgleichend. Ja, manchmal sogar besser als die herkömmlichen Methoden wie Autogenes Training oder Muskelentspannung nach Jacobson. Das funktioniert auf einfache Art und Weise: Bewegungen, die ohne Anstrengung und bewusst ausgeführt werden, senken den Muskeltonus, den Spannungszustand der Muskulatur, und ermöglichen dadurch eine Lockerung, die auch auf mentaler Ebene spürbar wird.

Jeder, der schon einmal ein schlafendes Kind getragen hat, kennt das Phänomen, dass es einem unendlich schwer erscheint. Am tatsächlichen Gewicht hat sich nichts verändert, lediglich der Muskeltonus hat sich im Schlaf gesenkt. Ähnlich sieht dieser in der Entspannung aus.

Also: entspannter Mensch, entspannte Muskulatur – und umgekehrt.

Sonnenstrahlen malen

- hilft gegen Schmerzen im Schulterbereich
- gut bei Beschwerden im oberen und im mittleren Rücken
- **Zeiteinsatz:** ca. 15 Min.

Legen Sie sich bequem auf eine beliebige Seite. Die Knie sind ungefähr im Neunzig-Grad-Winkel gebeugt und liegen übereinander. Die Arme sind etwa auf Schulterhöhe vor dem Körper ausgestreckt. Die Handinnenflächen berühren sich. Wie wäre es mit einem kleinen Kissen unter dem Kopf? Probieren Sie es aus.
Welche Körperseite haben Sie spontan gewählt? Spüren Sie sich in dieser Position. An welchen Stellen nehmen Sie die Unterlage besonders deutlich wahr? Im Beckenbereich oder im Bereich der Schulter?

Beginnen Sie, die obere Hand ein wenig vorzuschieben und zurückzuziehen. Die Fingerspitzen der oberen Hand gleiten dabei über die Finger der unteren Hand hinaus. Anschließend ziehen Sie die Hand wieder zurück. Wiederholen Sie die Bewegung mehrmals.
Können Sie eine Rotation im mittleren Rücken wahrnehmen? Wo spüren Sie diese einfache Bewegung des oberen Arms noch?

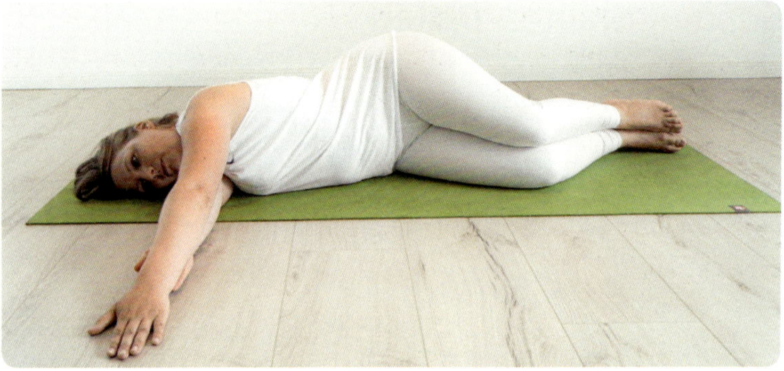

Machen Sie eine Pause in der Seitenlage.

Beginnen Sie die Bewegung erneut, indem Sie die obere Hand vorschieben und sie anschließend wieder zurückziehen. Vergrößern Sie aber jetzt das Bewegungsausmaß so, dass sich die obere Schulter daran beteiligt. Der Arm schiebt nach vorn, die Schulter zieht zurück. Spielen Sie mit dieser Armbewegung, lassen Sie sie mal größer, mal kleiner ausfallen. Spüren Sie, wie sich der Kopf an der Bewegung beteiligt?

Machen Sie eine Pause, dieses Mal in der Rückenlage. Die Beine sind ausgestreckt, die Arme liegen neben dem Körper. Spüren Sie den Kopf, die Schultern, die Arme, und nehmen Sie den Oberkörper in Verbindung zur Unterlage wahr.

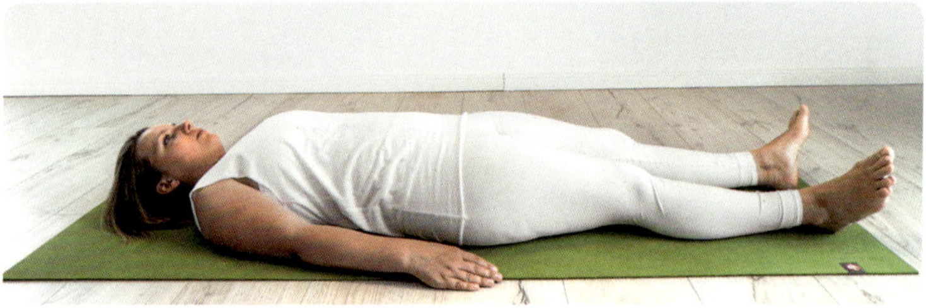

Kommen Sie in die Seitenlage zurück, und nehmen Sie die vorherige Bewegung wieder auf. Bewegen Sie den Arm jetzt so, als wollten Sie die Strahlen einer Sonne auf den Boden malen. Schieben Sie den oberen Arm zunächst wie gewohnt über den unteren Arm, dann bewegen Sie den Arm in kleinen Schüben langsam aufwärts und wieder zurück, bis er den unteren Arm erreicht hat.

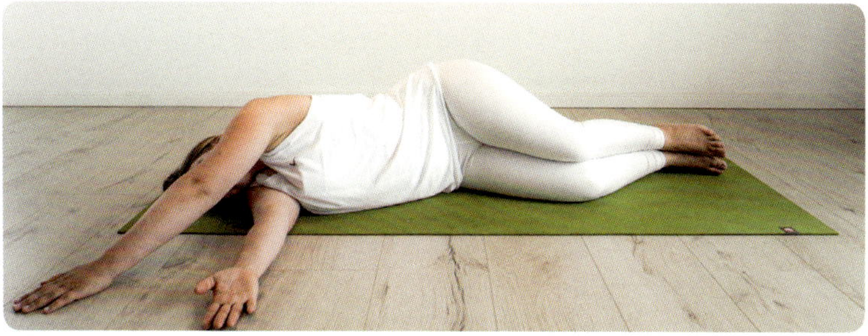

Machen Sie wieder eine Pause, und bleiben Sie dazu in der Seitenlage.

Beginnen Sie die Bewegung erneut. Dieses Mal malen Sie die Sonnenstrahlen abwärts in Richtung Knie. Spüren Sie, wie dabei die obere Wirbelsäule in eine Drehbewegung gerät?

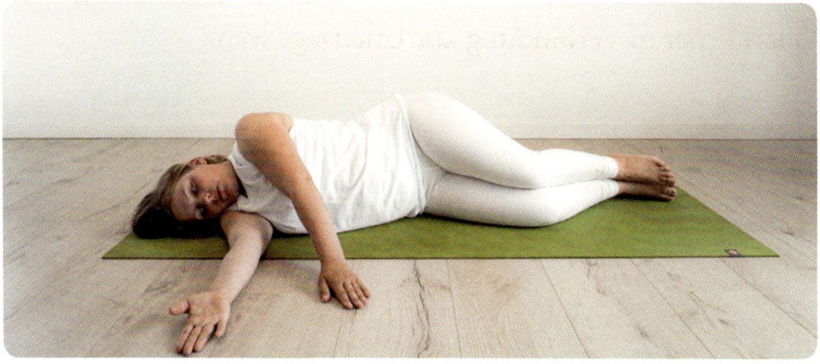

Machen Sie eine Pause in der Rückenlage.

Begeben Sie sich zurück in die Seitenlage. Verbinden Sie diese beiden Bewegungssequenzen: Der obere Arm malt Linien in einem Halbkreis vor dem Körper. Sie schieben den Arm nach vorn und wieder zurück. Dann machen Sie dasselbe ungefähr 10 cm höher, bis Sie auf Höhe des Schultergelenks angekommen sind. Führen Sie dieses Vor- und Zurückschieben anschließend nach unten aus. Dafür strecken Sie den Arm jeweils ca. 10 cm tiefer und ziehen ihn wieder zurück. Spielen Sie mit dieser Bewegung. Variieren Sie sie, indem Sie die Linien mal sanft und klein, mal dynamischer und größer ausführen. Beobachten Sie dabei die Bewegung, die im Kopfbereich und im Brustkorb entsteht.

Machen Sie eine Pause in der Rückenlage. Spüren Sie den oberen Rücken, die Halswirbelsäule und den Kopf.

Führen Sie danach die einzelnen Bewegungsschritte auf der anderen Seite liegend aus.

Beenden Sie dann die Lektion, indem Sie sich auf den Rücken legen und mehrmals bewusst ein- und ausatmen.

Die Beckenuhr

- hilft gegen Schmerzen im unteren Rücken und in den Hüften
- gut bei Beschwerden mit den Knien
- **Zeiteinsatz:** ca. 20 Min.

Legen Sie sich auf den Rücken. Die Beine sind gestreckt, die Arme liegen neben dem Körper. Spüren Sie die Wirbelsäule, die Mitte des Rückens, die Arme, das Becken und die Beine. Atmen Sie bewusst ein und aus.

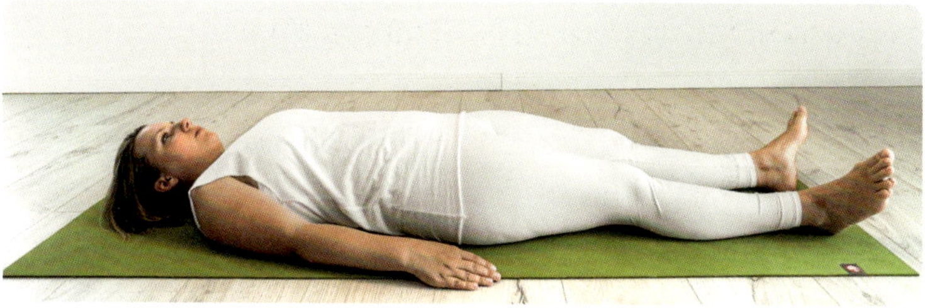

Stellen Sie dann die Füße auf, sodass die Knie in Richtung Zimmerdecke zeigen. Spüren Sie die Veränderung im unteren Rücken, die dadurch geschieht. Bekommt die Lendenwirbelsäule mehr Kontakt zum Boden, wenn die Füße aufgestellt sind?

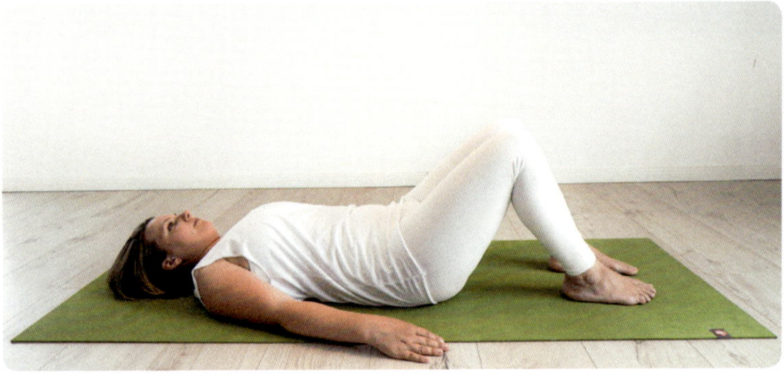

Strecken Sie die Beine noch einmal aus, und nehmen Sie den Unterschied wahr.

Bringen Sie erneut die Füße auf den Boden, und stellen Sie sich vor, das Becken liegt auf dem Zifferblatt einer Uhr. Die Ziffer Zwölf zeigt zum Schambein, die Ziffer Sechs zum Steißbein, die Ziffer Drei zur rechten Beckenhälfte, die Ziffer Neun zur linken Beckenhälfte.
Beginnen Sie, das Becken von zwölf nach sechs Uhr zu bewegen. Kippen Sie das Becken mehrmals auf einer gedachten Linie zum Schambein bzw. Steißbein. Beim Kippen in Richtung zwölf Uhr, zum Schambein, hebt der untere Rücken leicht ab. Beim Kippen in Richtung sechs Uhr, zum Steißbein, nähert sich der untere Rücken dem Boden.
Führen Sie die Aktion stets so aus, dass sie Ihnen möglichst leichtfällt, und nehmen Sie die Bewegung wahr, die in der Lendenwirbelsäule entsteht. Der untere Rücken streckt sich, wenn das Steißbein in Richtung sechs Uhr kippt, und er beugt sich, wenn das Schambein in Richtung zwölf Uhr geht. Wiederholen Sie den Ablauf mehrmals.

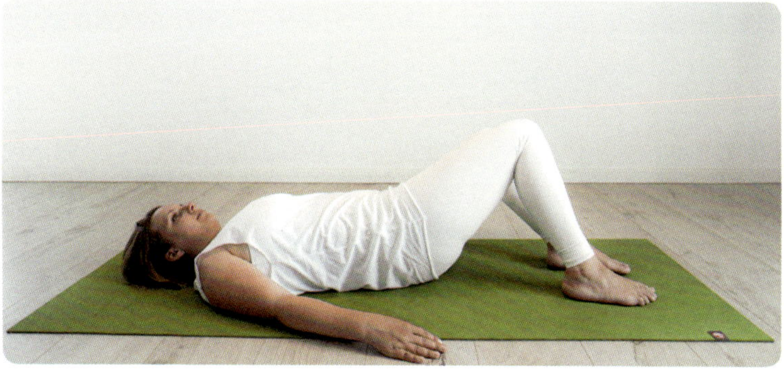

Machen Sie eine Pause in der Rückenlage. Die Beine sind gestreckt, die Arme liegen neben dem Körper. Sollten Sie Beschwerden im unteren Rücken haben, können Sie eine Yogarolle, eine zusammengerollte Decke oder etwas Ähnliches verwenden und damit die Knie zur Entlastung unterlagern oder auch einen Fuß auf dem Boden aufgestellt lassen.

Stellen Sie die Füße erneut auf den Boden, und lassen Sie die Knie in Richtung Zimmerdecke zeigen.
In Ihrer Vorstellung ist das Zifferblatt der Uhr noch immer unter dem Becken. Stellen Sie sich eine Linie zwischen den Ziffern Drei und Neun vor. Unter der rechten Beckenhälfte befindet sich die Ziffer Drei, unter der linken Beckenhälfte die Ziffer Neun. Bewegen Sie jetzt das Becken auf dieser gedachten Linie von der Drei zur Mitte auf die Neun, dann zurück zur Mitte auf die Drei usw.
Wie führen Sie diese Bewegung aus? Lassen Sie die Knie von Seite zu Seite wanken, um die Beckenverlagerung zu erreichen?

Versuchen Sie das einmal ganz bewusst: Neigen Sie die Knie ganz leicht nach rechts, um die rechte Beckenhälfte näher zum Boden bzw. zur Ziffer Drei zu bringen. Richten Sie dann die Knie wieder mittig auf. Neigen Sie anschließend die Knie ein wenig nach links, sodass sich die linke Beckenhälfte dem Boden bzw. der Ziffer Neun nähert. Wiederholen Sie das mehrmals, und spüren Sie der Bewegung nach, die im Becken, in den Knien und in den Hüften entsteht.

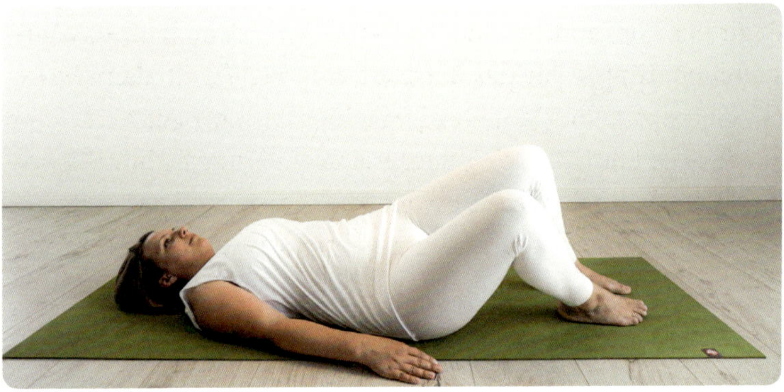

Machen Sie eine Pause in der Rückenlage.

Stellen Sie die Füße wieder auf den Boden. Bringen Sie noch einmal das Becken von Ziffer Drei zur Mitte und dann zur Ziffer Neun. Lassen Sie dieses Mal die Knie in mittlerer Position in Richtung Zimmerdecke zeigen, während Sie das Becken von Seite zu Seite verlagern. Die Knie zeigen in Richtung Zimmerdecke, das Becken drückt mal rechts, mal links mehr gegen den Boden.

Machen Sie eine Pause in der Rückenlage. Spüren Sie den unteren Rücken, die Hüften und die Knie.

Stellen Sie dann die Füße erneut auf den Boden. Führen Sie sich noch einmal das Zifferblatt unter dem Becken vor Augen. Beginnen Sie in Ihrer Vorstellung eine Beckenbewegung oben bei der Ziffer Zwölf, gehen Sie dann in Gedanken zur Eins, Zwei, Drei usw. bis zur Sechs. Rechts unter dem Becken entsteht so ein Halbkreis.
Beginnen Sie nun, diesen Halbkreis mit dem Becken abzuschreiten. Kippen Sie das Becken zuerst zur Zwölf, dann bewegen Sie es zur Eins, zur Zwei, zur Drei usw. bis zur Sechs und zurück zur Fünf, zur Vier, zur Drei usw. bis zur Zwölf. Wiederholen Sie das mehrmals, und beobachten Sie die Bewegung, die der untere Rücken, die Hüften und die Knie dabei machen.

Machen Sie eine Pause in der Rückenlage.

Führen Sie den Halbkreis jetzt auf der anderen Beckenhälfte aus. Kippen Sie das Becken zuerst auf die Zwölf, danach gehen Sie zur Elf, zur Zehn usw., bis Sie bei der Sechs ankommen. Von hier aus lassen Sie die linke Beckenhälfte zurückgleiten – von der Sechs zur Sieben usw., bis Sie wieder bei der Zwölf angekommen sind. Spüren Sie dem Halbkreis nach, und wiederholen Sie diese Aktion mehrmals.

Machen Sie wieder eine Pause in der Rückenlage.

Fügen Sie anschließend die beiden Halbkreise zusammen. Kippen Sie das Becken auf die Ziffer Zwölf, gehen Sie dann zur Eins, zur Zwei usw., bis Sie auf der anderen Seite über die Neun, die Zehn, die Elf zurück zur Zwölf kommen. Wiederholen Sie die Aktion mehrmals. Vollführen Sie die Kreisbewegung stets bewusst und ohne Anstrengung.

Machen Sie erneut eine Pause.

Nun probieren Sie den Kreis noch einmal in die andere Richtung.

Strecken Sie abschließend die Beine aus, und spüren Sie der neuen Beweglichkeit des Beckens nach. Beenden Sie dann die Lektion.

Der sanfte Schulterkreis

- lockert den oberen Rücken und die Halswirbelsäule
- hilft gegen Schmerzen im Schulter- und im Nackenbereich
- **Zeiteinsatz:** 15–20 Min.

Legen Sie sich ganz entspannt auf eine beliebige Seite. Bringen Sie die Beine mit rechtwinklig gebeugten Knien übereinander. Strecken Sie den unteren Arm nach oben, und legen Sie den Kopf darauf ab. Wenn Sie wollen, können Sie auch ein kleines Kissen unterlegen. Platzieren Sie den oberen Arm entlang der Körperlinie, sodass die Hand im Bereich des Beckens aufliegt.

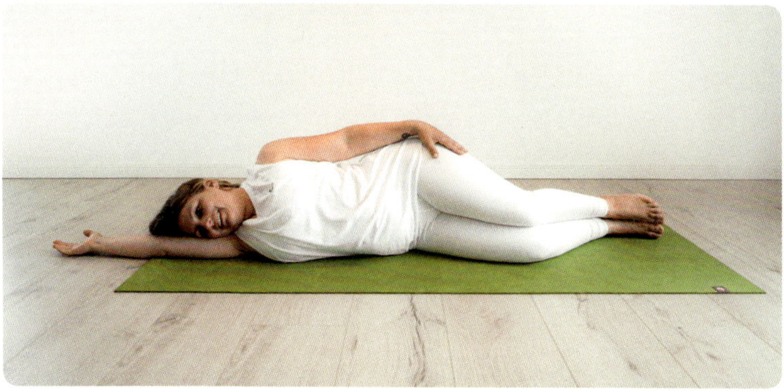

Beginnen Sie, die obere Schulter langsam in Richtung Ohr zu ziehen und sie dann wieder zurück in die Ausgangsposition sinken zu lassen. Wenn Sie also auf der linken Seite liegen, heben Sie die rechte Schulter, wenn Sie auf der rechten Seite liegen, heben Sie die linke Schulter. Wiederholen Sie das mehrmals, und folgen Sie dabei mit Ihrer Aufmerksamkeit der kleinen Bewegung der Schulter. Nehmen Sie wahr, wie langsam und gleitend Sie die Aktion ausführen können.

Machen Sie eine Pause in der Rückenlage. Die Beine sind gestreckt, die Arme liegen neben dem Körper. Spüren Sie der Schulterbewegung nach.

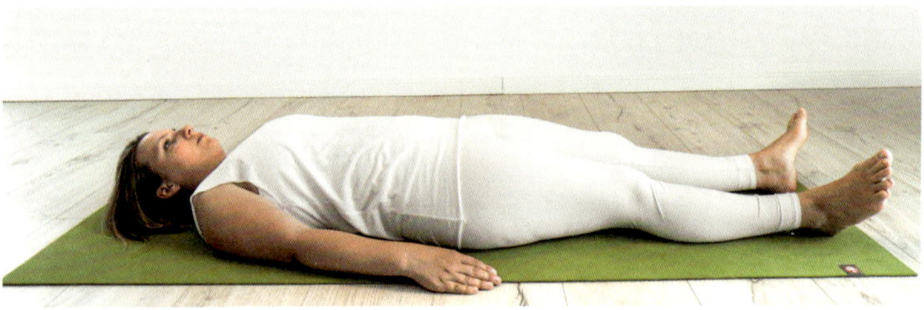

Begeben Sie sich wieder in die Seitenlage. Die Beine sind gebeugt, die obere Hand liegt auf dem Becken. Nun lassen Sie die obere Schulter langsam und weich nach unten und wieder zurückgleiten. Die Schulterblattspitze nähert sich der Taille und entfernt sich wieder. Lassen Sie jede Bewegung eine neue Bewegung sein, mit einem Anfang und einem Ende in der Ausgangsposition. Wiederholen Sie das mehrmals, und folgen Sie dabei der Bewegung des Schulterblatts mit Ihrer Aufmerksamkeit. Was beteiligt sich alles an dieser Bewegung?

Machen Sie eine Pause in der Rückenlage. Spüren Sie der Bewegung nach, und nehmen Sie die Schulterblätter und den oberen Rücken wahr.

Kommen Sie zurück in die seitliche Ausgangsposition. Bewegen Sie die obere Schulter nun mehrmals vor und wieder zur Mitte zurück. Spüren Sie das Schlüsselbein und das Brustbein, die an der Aktion beteiligt sind. Beginnen Sie jede Bewegung der Schulter nach vorn von Neuem. Jede Bewegung hat einen eigenen Anfang und ein eigenes Ende, sollte also nicht nahtlos in die nächste übergehen.

Machen Sie wieder eine Pause in der Rückenlage. Spüren Sie den Schulterbereich, die Halswirbelsäule und das Schlüsselbein im vorderen oberen Brustkorb.

Kommen Sie noch einmal zurück in die seitliche Ausgangsposition. Bringen Sie dieses Mal die obere Schulter nach hinten, sodass das Schulterblatt in Richtung Wirbelsäule zieht. Bewegen Sie dann die Schulter wieder zurück. Wiederholen Sie das mehrmals.
Wie weit können Sie das Schulterblatt ohne Anstrengung in Richtung Wirbelsäule gleiten lassen? Probieren Sie es aus. Unterstützen Sie die Beweglichkeit des Schulterblatts, indem Sie sich die gleitende Bewegung vorstellen.

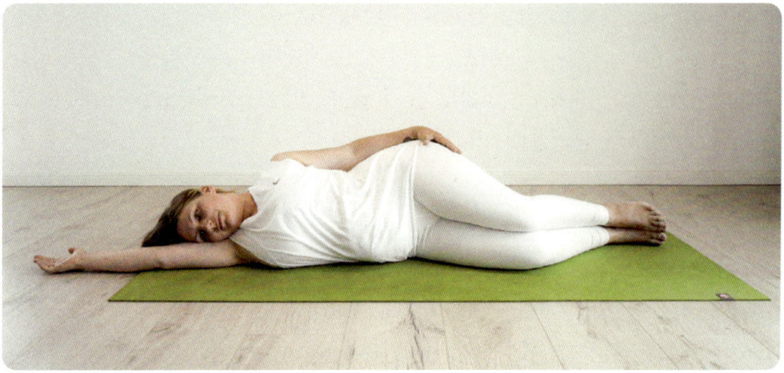

Machen Sie eine Pause in der Rückenlage, und spüren Sie der Bewegung nach.

Kommen Sie wieder zurück in die Ausgangsstellung. Dieses Mal verbinden Sie die vier Bewegungsrichtungen. Ziehen Sie dazu die obere Schulter nach oben, nach vorn, nach unten, nach hinten und wieder nach oben, nach vorn, nach unten und nach hinten. Lassen Sie dann einen Bewegungskreis daraus entstehen.
Beobachten Sie den Kreis. Ist er rund, weich und fließend? Wenn nicht, dann machen Sie ihn kleiner, so klein, bis er rund wird.

Machen Sie erneut eine Pause in der Rückenlage, und spüren Sie beide Schultern. Wie liegen sie auf der Unterlage?

Legen Sie sich ein weiteres Mal auf die Seite, und lassen Sie die obere Schulter kreisen.
Wie beginnen Sie das Kreisen spontan? Versuchen Sie mehrere Variationen: rückwärts, vorwärts, kleine Kreise, große Kreise …

Machen Sie eine Pause in der Rückenlage.

Legen Sie sich dann auf die andere Seite, und bewegen Sie die obere Schulter auf die gleiche Weise. Vergessen Sie nicht, zwischendurch immer wieder Pausen einzulegen.

Begeben Sie sich abschließend in die Rückenlage, und spüren Sie die Körperrückseite in Verbindung zur Unterlage. Wie liegt der Rücken auf? Nehmen Sie den oberen Rücken und die Schulterpartie wahr. Spüren Sie beide Arme. Dann beenden Sie die Lektion.

So einfach entspannt sich die Halswirbelsäule

- hilft gegen Schmerzen im Bereich der Halswirbelsäule
- gut bei Beschwerden in den Schultern
- **Zeiteinsatz:** ca. 15 Min.

Legen Sie sich auf den Bauch. Die Stirn liegt auf den Handrücken, die Ellenbogen zeigen zur Seite.
Welcher Handrücken ist direkt unter der Stirn? Nehmen Sie sich bewusst in der Position wahr. Richten Sie Ihren Fokus auf die Atmung. Können Sie spüren, wie sich der Bauch gegen die Unterlage wölbt, wenn Sie einatmen, und wieder flacher wird, wenn Sie ausatmen? Lenken Sie dann Ihre Aufmerksamkeit auf den Kopf, den Nacken und die Schultern.

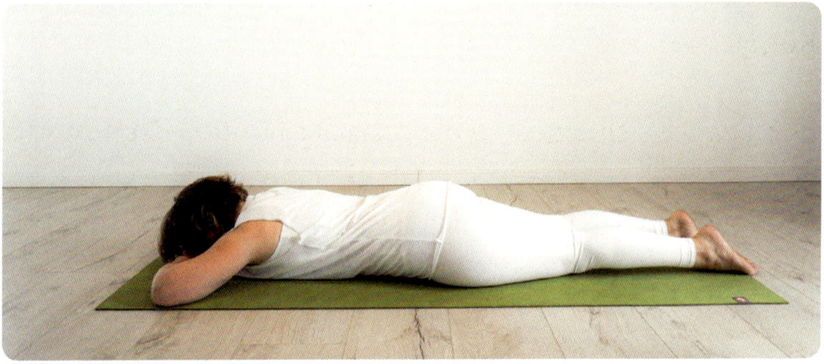

Beginnen Sie, den Kopf ganz sanft von Seite zu Seite zu drehen. Ohne Anstrengung bewegt sich der Hinterkopf von rechts nach links und zurück. Dabei rollt die Stirn auf den Handrücken hin und her.
Spüren Sie die Drehung der Halswirbelsäule, die durch die Bewegung des Kopfes entsteht.

Machen Sie eine Pause in der Bauchlage. Drehen Sie dazu den Kopf nach rechts, und legen Sie die Arme nach unten neben den Körper.

Kommen Sie zurück in die Ausgangsposition mit der Stirn auf den Handrücken. Dieses Mal liegt die andere Hand oben. Beginnen Sie mit dem Rollen des Kopfes, und folgen Sie der Bewegung mit Ihrer Aufmerksamkeit.
Wo im Bereich der Wirbelsäule ist diese einfache Bewegung zu spüren? Vielleicht nehmen Sie sie auch im Bereich der Schultern wahr.

Machen Sie eine Pause in der Bauchlage. Drehen Sie dazu den Kopf nach links, und legen Sie die Arme nach unten neben den Körper.

Begeben Sie sich erneut in die Ausgangsposition. Nun ist wieder der gewohnte Handrücken direkt unter der Stirn.
Beginnen Sie, den linken Ellenbogen vom Boden zu heben und ihn wieder sinken zu lassen. Tun Sie das mehrmals, und beobachten Sie, ob der Kopf durch das Anheben des Ellenbogens in Bewegung kommt. Dreht sich der Hinterkopf dabei nach

rechts? Und kommt er zur Mitte zurück, wenn sich der Ellenbogen zum Boden senkt?
Variieren Sie die Bewegung, indem Sie den Ellenbogen mal weniger, mal höher anheben.

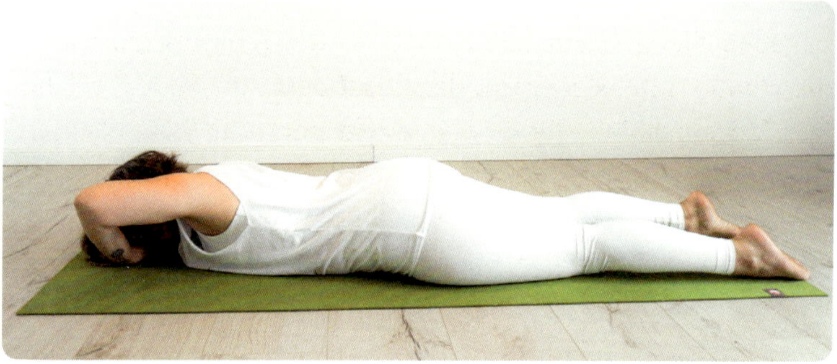

Machen Sie eine Pause in der Bauchlage. Positionieren Sie den Kopf und die Arme so, wie Sie es als bequem empfinden.

Kommen Sie dann wieder in die Ausgangsposition, und führen Sie die Bewegung erneut mehrmals aus, dieses Mal jedoch mit dem rechten Ellenbogen.

Machen Sie erneut eine Pause in der bequemen Bauchlage.

Nehmen Sie wieder die Ausgangsposition ein. Tauschen Sie dazu noch einmal die Hände. Heben und senken Sie im Wechsel den rechten und den linken Ellenbogen.
Ist es Ihnen möglich, mit dieser einfachen Ellenbogenbewegung den Kopf in Bewegung zu bringen? Versuchen Sie es. Ein sanfter Schwung mit dem Ellenbogen, und der Kopf dreht sich ohne Anstrengung zur Seite und dann wieder zurück.

Tauschen Sie erneut die Hände, und fahren Sie mit der Bewegung fort.

Machen Sie danach eine Pause in der bequemen Bauchlage.

Begeben Sie sich ein letztes Mal in die Ausgangsposition – die Hände unter der Stirn, die Ellenbogen zur Seite. Welchen Handrücken haben Sie spontan direkt unter der Stirn platziert? Beugen Sie die Knie, sodass die Fußsohlen zur Zimmerdecke zeigen. Die Fußinnenseiten berühren sich. Beginnen Sie, die Füße sowie die Unterschenkel leicht von Seite zu Seite pendeln zu lassen. Die Knie bleiben dabei auf dem Boden.

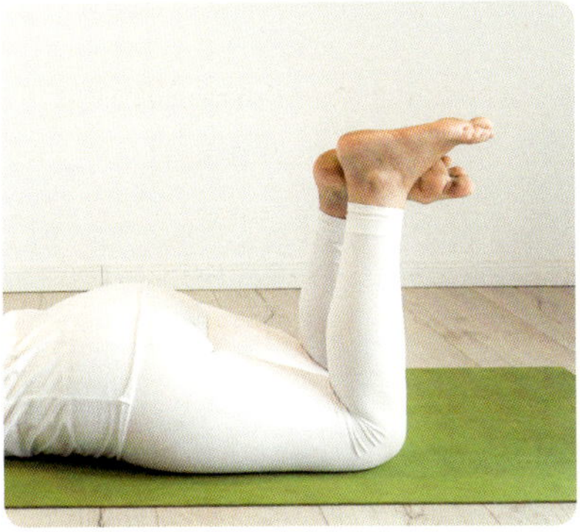

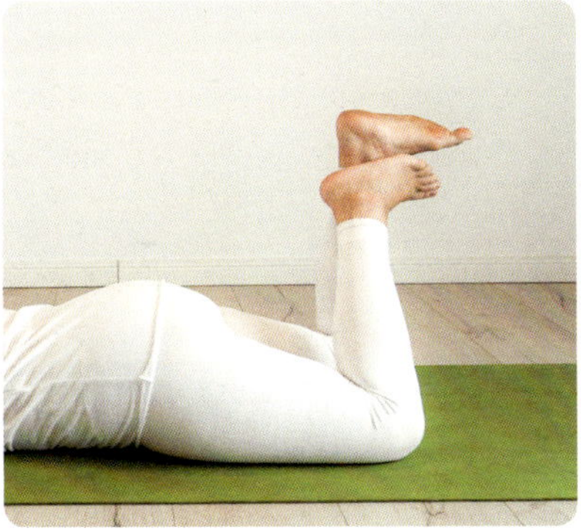

Spüren Sie der Bewegung nach, die dadurch in der gesamten Wirbelsäule entsteht.
In welcher Weise drehen Sie den Kopf dazu? Lassen Sie eine einfache und harmonische Bewegungsfolge entstehen, ganz ohne Anstrengung.

Legen Sie sich abschließend auf den Rücken. Die Beine sind gestreckt, die Arme liegen neben dem Körper. Spüren Sie den Bewegungen noch einmal nach, und nehmen Sie die Halswirbelsäule und die Schultern bewusst wahr. Danach beenden Sie die Lektion.

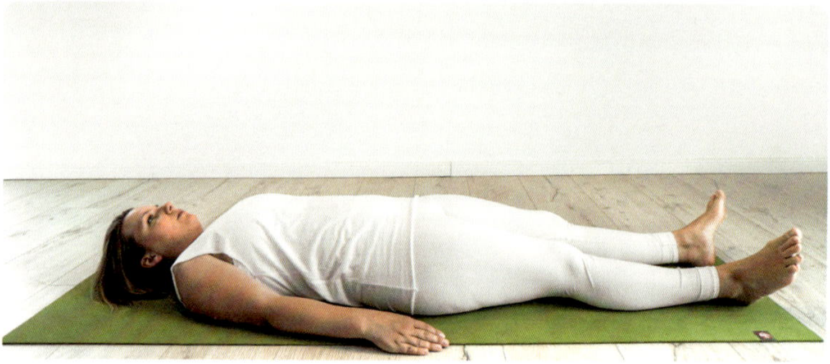

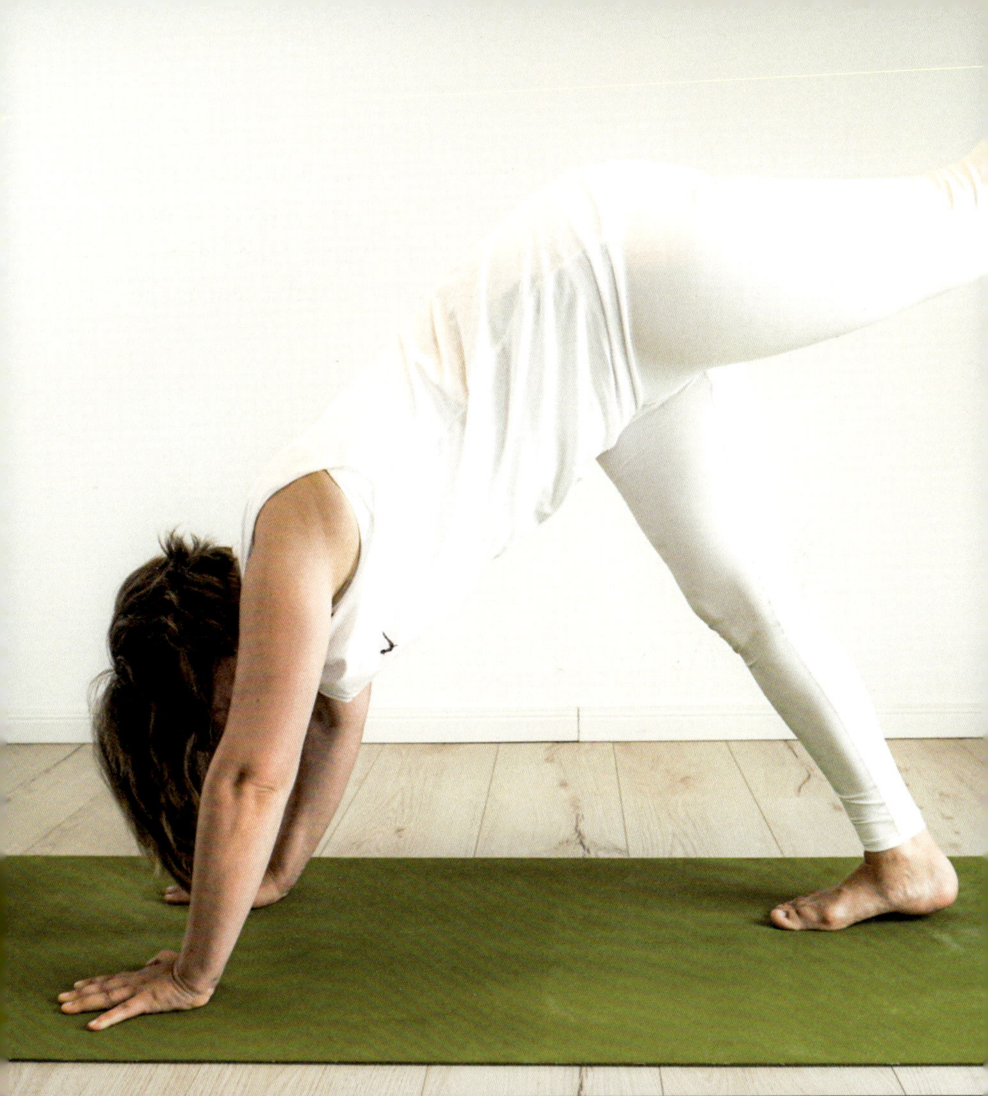

Lektionen – ganz dynamisch

Für alle, die es schwungvoll lieben

Der Vierfüßlergang

- fördert die Koordination und Kondition
- regt den Kreislauf an
- verbessert die Atemtiefe
- **Zeiteinsatz:** ca. 15 Min.

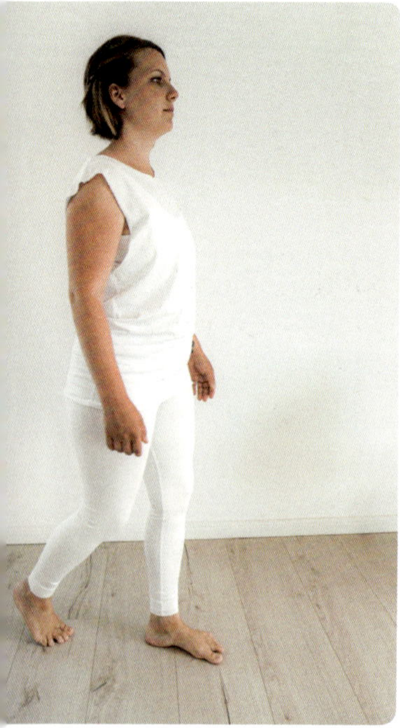

Gehen Sie ganz bewusst durch den Raum. Spüren Sie, wie die Füße abrollen – von der Ferse zu den Zehen. Bleiben Sie einen Moment stehen, und spüren Sie beide Fußsohlen. Gehen Sie dann ein paar Schritte rückwärts. Jetzt sind es die Zehen, die den Boden zuerst berühren, und der Fuß rollt zur Ferse hin ab.

Beugen Sie sich dann nach vorn, sodass die Hände den Boden berühren. Sie können dazu die Knie leicht anwinkeln. Achten Sie auf den Rücken. Spüren Sie den Kontakt der Hände und der Füße zum Boden. Berühren beide Fußsohlen den Boden, oder sind es nur die Fußspitzen? Beugen Sie die Knie mal mehr, mal weniger, und nehmen Sie wahr, welchen Einfluss das auf den Kontakt der Füße mit dem Boden hat.

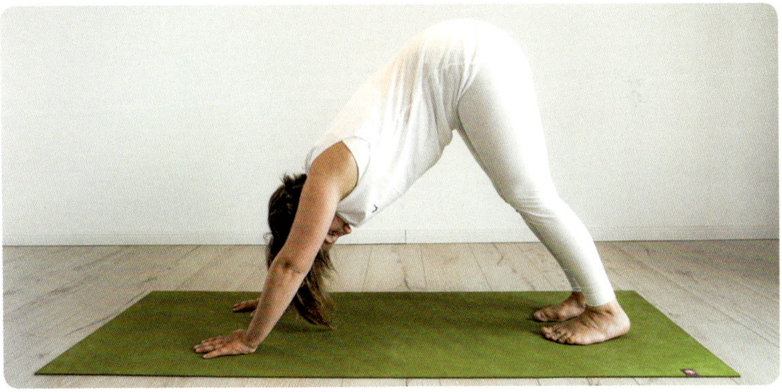

Kommen Sie zurück in die aufrechte Standposition, und gehen Sie noch einmal ein paar Schritte vorwärts durch den Raum. Schwingen Sie dabei bewusst die Arme, und beobachten Sie die Bewegung der Wirbelsäule, die dadurch entsteht. Können Sie ein leichtes Drehen im Rücken spüren?

Beugen Sie sich noch einmal nach vorn, bringen Sie die Hände zum Boden, und verlagern Sie ganz bewusst Ihr Gewicht auf sie.
Heben Sie dann mehrmals den linken Fuß, und stellen Sie ihn zurück auf den Boden. In welcher Weise heben Sie den Fuß? Beugen Sie dazu das linke Knie? Oder strecken Sie den linken

Unterschenkel vor? Probieren Sie unterschiedliche Varianten aus.
Beobachten Sie, wie sich das Gewicht auf den Händen verändert, wenn Sie den linken Fuß vom Boden heben.

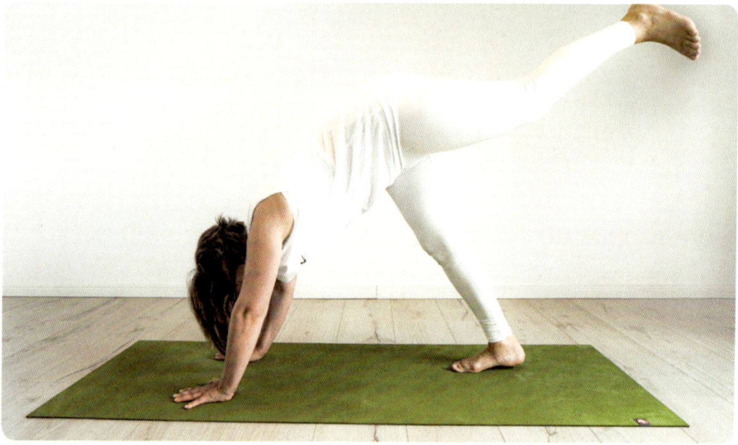

Stellen Sie sich wieder aufrecht hin, und gehen Sie einige Schritte durch den Raum. Lassen Sie dabei die Arme locker schwingen.

Beugen Sie sich erneut nach vorn, und stützen Sie sich mit den Händen ab. Heben Sie nun die linke Hand an. Wie hoch können Sie sie heben? Sind es 10 cm oder mehr? Senken Sie die Hand wieder zum Boden. Wiederholen Sie das mehrmals, und beobachten Sie dabei, wie groß oder wie klein Sie diese Handbewegung ausführen können.

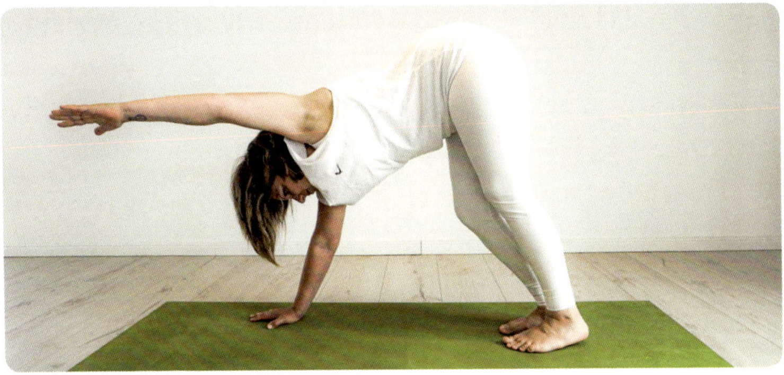

Kommen Sie zurück in die aufrechte Standposition, und gehen Sie einige Schritte durch den Raum.

Beugen Sie sich dann wieder nach vorn, und stellen Sie die Hände auf dem Boden auf. Heben Sie nun gleichzeitig die linke Hand und den rechten Fuß. Wiederholen Sie das mehrmals. Spüren Sie, welche Gelenke sich an der Bewegung beteiligen – in der Schulter, dem Knie, dem unteren Rücken … Wenn Ihnen diese Aktion schwerfällt, können Sie Hand und Fuß auch im Wechsel heben.

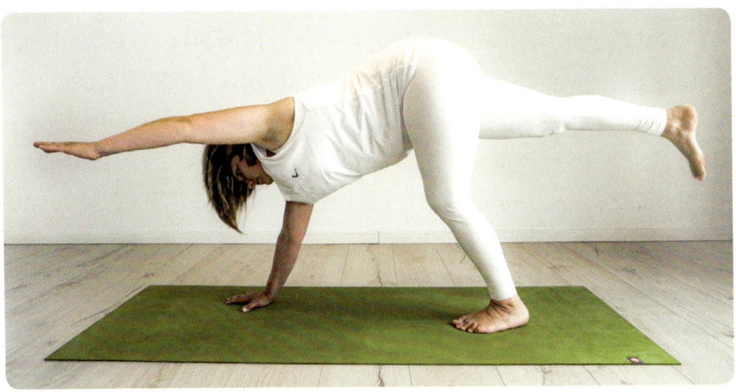

Stellen Sie sich wieder aufrecht hin, und gehen Sie durch den Raum. Lassen Sie die Arme beim Gehen bewusst mitschwingen.

Kommen Sie anschließend noch einmal mit den Händen zum Boden. Führen Sie nun die Bewegung mit der rechten Hand und dem linken Fuß aus. Tun Sie das mehrmals, und experimentieren Sie, indem Sie mal die Hand, mal den Fuß mehr anheben. Vielleicht haben Sie Lust, noch andere Varianten auszuprobieren. Wie ist es, wenn Sie den rechten Fuß und die rechte Hand anheben?

Legen Sie, falls nötig, während der Lektion Pausen ein, und achten Sie auf Ihre Bewegungsgrenzen.

Bewegungsgrenzen werden erkannt und respektiert. Durch bewusstes Bewegen können Sie diese erweitern.

Gehen Sie nun noch einmal durch den Raum – ein paar Schritte vorwärts, ein paar rückwärts.

Stellen Sie sich abschließend aufrecht hin, schließen Sie die Augen, und spüren Sie der Bewegung nach. Nehmen Sie Ihren Atem wahr. Wie tief atmen Sie ein und aus? Danach beenden Sie die Lektion.

Das Drehen um die eigene Achse

- hält die Hüft- und die Kniegelenke beweglich
- stärkt die Rumpfmuskulatur
- aktiviert das Herz-Kreislauf-System und verbessert die Atemtiefe
- **Zeiteinsatz:** ca. 10 Min.

Begeben Sie sich in den Z-Sitz auf dem Boden. Die Knie sind gebeugt, der linke Unterschenkel liegt neben dem Becken und zeigt nach hinten, der rechte Unterschenkel liegt vor dem Becken, und die rechte Fußsohle liegt an der linken Oberschenkelvorderseite.
Nehmen Sie sich in der Position wahr. Welche Ferse liegt näher am Becken? Wie spüren Sie die Hüftgelenke?

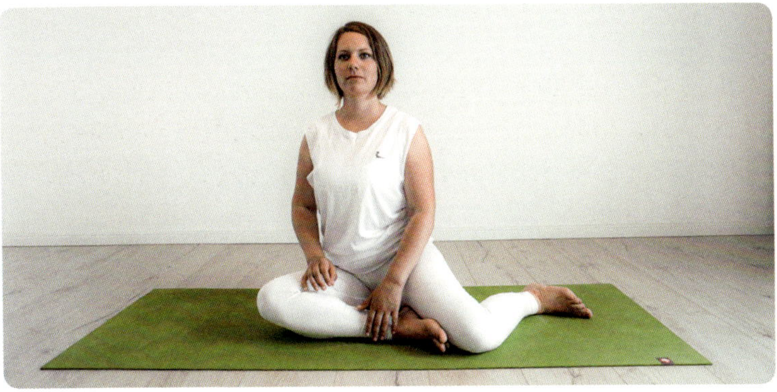

Stützen Sie sich dann mit beiden Händen hinten am Boden ab. Heben Sie die Beine an, und strecken Sie sie sanft gebeugt nach vorn in die Luft. Damit Sie so wenig Kraft wie möglich benötigen, um sich in dieser Position zu halten, finden Sie den optimalen Platz für die Hände und balancieren Sie sich entsprechend aus. Die Hände stützen Sie dabei nur leicht.

Schwingen Sie dann die Beine in den Z-Sitz zur anderen Seite. Der linke Unterschenkel liegt vor dem Becken, der rechte Unterschenkel liegt neben dem Becken, die linke Fußsohle liegt an der rechten Oberschenkelvorderseite.
Diese Bewegung fördert nicht nur die körperliche, sondern auch die geistige Fitness, da das Gehirn die Aktion koordinieren muss.

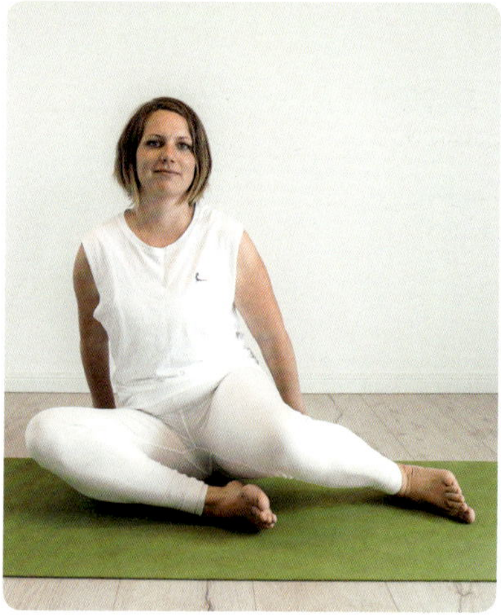

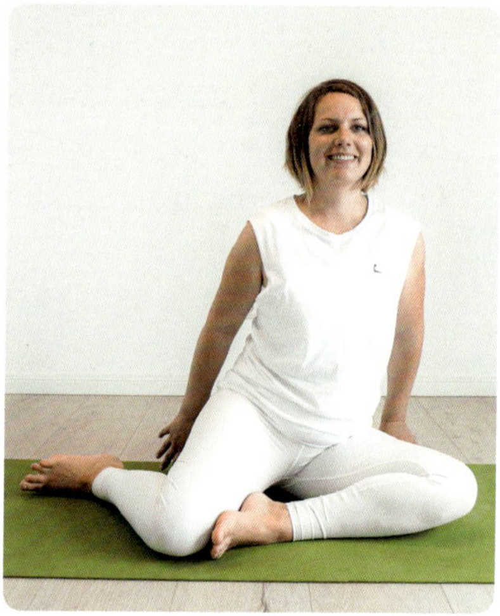

Machen Sie eine Pause im Schneidersitz. Senken Sie dazu locker den Kopf, runden Sie den Rücken, und legen Sie die Hände auf den Oberschenkeln ab.

Stützen Sie sich wieder hinten ab, und strecken Sie die Beine nach vorn oben. Beugen Sie dann die Knie, und schwingen Sie sich in den Z-Sitz. Der rechte Unterschenkel ist hinten, der linke Unterschenkel liegt vor dem Becken. Schwingen Sie anschließend beide Beine zur anderen Seite in den Z-Sitz. Heben und senken Sie die Beine mehrmals auf diese Weise, und finden Sie heraus, wie hoch Sie die Beine heben müssen, damit die Bewegung möglichst leicht für Sie ist.

Machen Sie danach eine Pause in der Rückenlage. Die Beine sind gestreckt, die Arme liegen neben dem Körper. Richten Sie Ihre Aufmerksamkeit auf den Atem.
Bei ungewohnten oder anstrengenden Aktionen kommt es vor, dass wir die Luft anhalten. Achten Sie daher während der Lektion darauf, möglichst gleichmäßig zu atmen.

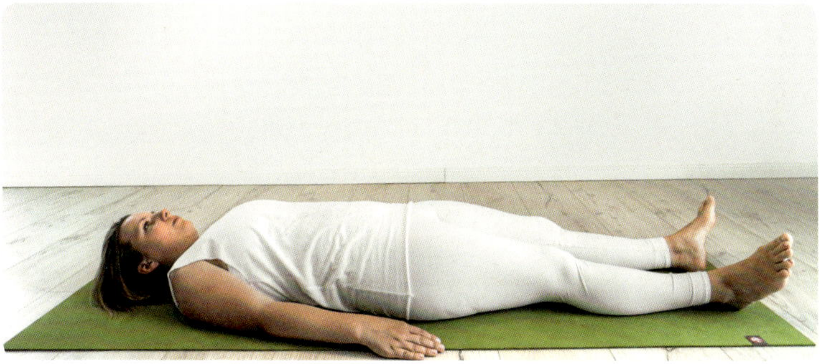

Können Sie diese Bewegung noch einfacher gestalten? Wie stützen Sie sich mit den Händen ab? Beugen Sie den Rücken, wenn sich die Beine heben? Strecken Sie den Rücken und heben das Brustbein, wenn Sie die Beine zur Seite ziehen? Was unterstützt Sie?
Probieren Sie es aus, indem Sie erneut in den Z-Sitz kommen. Legen Sie dazu die Beine zu der Seite ab, die Ihnen lieber ist. Führen Sie dann die Schwungbewegung noch einmal ganz bewusst aus. Erforschen Sie, wie diese Lektion spielerisch leicht für Sie wird. Wenn Sie die Beine anheben, stützen Sie sich mit den Händen ab, lehnen sich zurück und runden leicht den Rücken. Wenn Sie nun Schwung holen, unterstützen Sie sich mit den Händen, indem Sie Ihr Gewicht auf sie verlagern. In dem Moment, wo Sie die Beine seitlich ablegen, strecken Sie den Rücken, heben das Brustbein und bewegen den Oberkörper nach vorn. Für einen Moment lösen sich die Hände vom Boden. Wiederholen Sie das schwungvolle Verlagern.

Machen Sie eine Pause in der Rückenlage.

Kommen Sie wieder auf Ihrer bevorzugten Seite in den Z-Sitz. Schließen Sie die Augen, und gehen Sie im Geist die Lektion noch einmal durch. Stellen Sie sich vor, Sie nehmen mehr Schwung, sodass Sie sich einmal um die eigene Achse drehen. Haben Sie das Bild vor Augen? Wenn ja, dann beginnen Sie mit der Ausführung. Die vollständige Drehung muss Ihnen nicht gleich beim ersten Anlauf gelingen. Nehmen Sie sich Zeit, zu experimentieren, und haben Sie Spaß beim Üben.
Machen Sie zwischendurch wieder eine Pause, und starten Sie dann erneut.

Wie viel Schwung nehmen Sie? Landen Sie auf dem Bauch? Kommen Sie zurück in den Z-Sitz. Der Rücken beugt sich, während Sie die Beine nach oben strecken. Der Rücken streckt sich, wenn Sie über die Bauchlage zurück in die Sitzposition kommen.

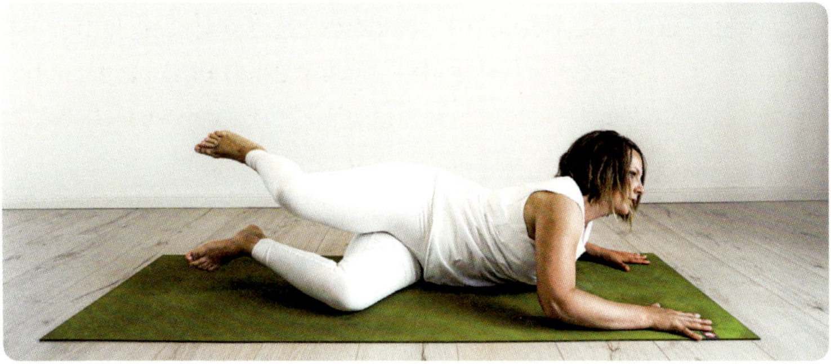

Hierbei handelt es sich um eine sehr dynamische Lektion, achten Sie daher auf sich und Ihre Bewegungsgrenzen, und machen Sie Pausen, sooft Sie diese benötigen.

Vorwärts auf den Knien

- aktiviert alle Gelenke, zum Beispiel in den Knien, den Hüften, den Wirbeln und im unteren Rücken
- vertieft die Atmung
- fördert die Koordination
- **Zeiteinsatz:** 15–20 Min. (ggf. plus ca. 10 Min.)

Begeben Sie sich in die Bauchlage. Legen Sie die Hände unter den Kopf. Die Stirn ruht auf den Handrücken.

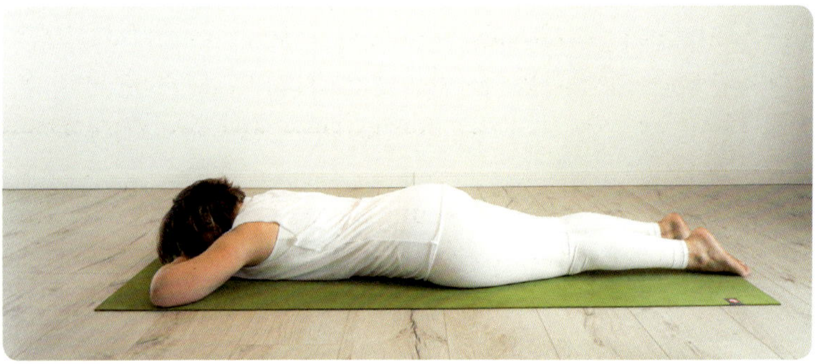

Beugen Sie die Knie, sodass die Fußsohlen zur Zimmerdecke zeigen. Beginnen Sie, mit dem rechten Fuß den linken Fuß und den linken Unterschenkel zu streicheln. Der rechte Fußrücken, die Fußinnenkante, die Fußaußenseite oder die Fußsohle erkunden den linken Fuß und den Unterschenkel.

Experimentieren Sie ein wenig, und lassen Sie sich dabei Zeit. Welche Bewegungen entstehen durch das Streicheln in den Kniegelenken?

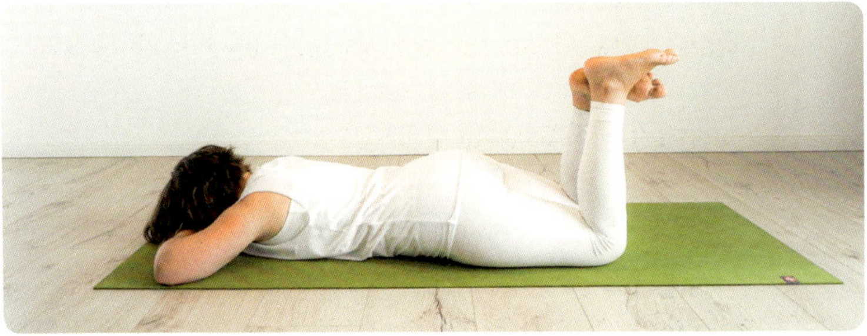

Machen Sie dann eine Pause in der Bauchlage. Legen Sie dazu den Kopf so ab, wie es für Sie bequem ist.

Kommen Sie zurück in die vorherige Position. Streicheln Sie dieses Mal mit dem linken Fuß den rechten Fuß und den rechten Unterschenkel. Tun Sie das wieder eine Zeit lang, und beobachten Sie, wie sich die Hüftgelenke und die Wirbelsäule daran beteiligen.
Entsteht eine Rotationsbewegung in den Hüftgelenken oder im unteren Rücken? Was machen die Fußgelenke?

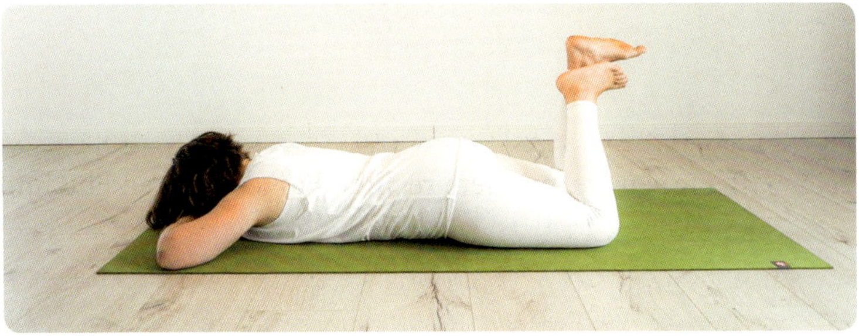

Machen Sie eine Pause in der Bauch- oder, wenn Sie wollen, in der Rückenlage.

Kommen Sie dann zurück in die Ausgangsposition. Sie liegen auf dem Bauch, die Stirn ruht auf den Handrücken. Erkunden Sie nun abwechselnd mit dem einen Fuß den anderen Fuß bzw. den Unterschenkel.

Machen Sie wieder eine Pause in der Bauchlage. Spüren Sie die Beine von den Fußsohlen bis zu den Leisten, wo sich die Hüftgelenke befinden.

Gehen Sie nun auf Knie und Hände in den Vierfüßlerstand. Achten Sie darauf, dass die Arme und Hände unter den Schultergelenken platziert sind und die Knie ca. hüftbreit auseinanderstehen.

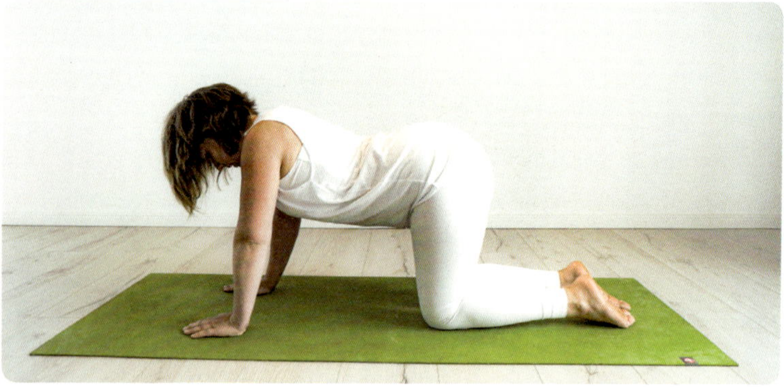

Beginnen Sie, langsam Ihr Gewicht in Richtung Fersen zu verlagern, indem Sie das Gesäß nach hinten schieben. Kommen Sie dann wieder zurück in die Ausgangsposition.

Führen Sie das mehrmals durch, und beobachten Sie, wie sich die Kniegelenke, die Hüftgelenke und der untere Rücken an der Gewichtsverlagerung beteiligen.

Machen Sie eine Pause. Lassen Sie dazu das Gesäß auf die Fersen sinken, und legen Sie die Stirn auf den Handrücken ab.

Begeben Sie sich zurück auf Knie und Hände. Die Hände sind schulterbreit aufgestellt, mit den Knien rücken Sie dieses Mal eng zusammen, sodass sie sich berühren. Verlagern Sie Ihr Gewicht so, als wollten Sie sich rechts neben die Fersen setzen. Kommen Sie dann wieder zurück.
Wiederholen Sie das wieder mehrmals, und beobachten Sie, wie sich der gesamte Rücken an der Bewegung beteiligt.

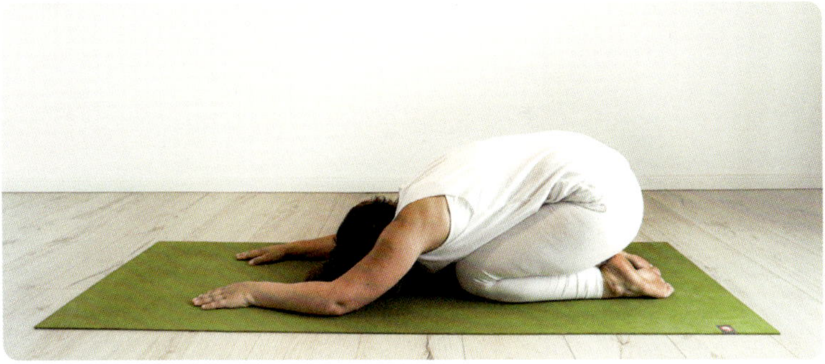

Machen Sie eine Pause in der bequemen Bauchlage.

Kommen Sie zurück auf Knie und Hände. Die Knie sind wieder nah beieinander, die Hände sind schulterbreit aufgestellt. Bewegen Sie das Gesäß dieses Mal zur linken Seite, lassen Sie es also zur linken Ferse sinken, und heben Sie es dann wieder zurück. Tun Sie das mehrmals ganz aufmerksam, und spüren Sie dabei der Beugung der Wirbelsäule nach.

Machen Sie eine Pause, indem Sie mit dem Gesäß auf die Fersen sinken und die Stirn auf den Handrücken ablegen.

Kommen Sie erneut in den Vierfüßlerstand. Die Knie sind hüftbreit, die Hände sind schulterbreit auseinander. Ziehen Sie nun das rechte Knie in Richtung Brust, und schauen Sie dem Knie entgegen. Führen Sie diese Aktion bewusst und mit so wenig Anstrengung wie möglich aus.
Variieren Sie die Bewegung – mal ist es eine sehr kleine, mal eine größere. Spüren Sie dabei den Effekt auf die Wirbelsäule. Der Rücken rundet sich, wenn Sie Knie und Kopf in der beschriebenen Weise zueinanderbringen, und er streckt sich, wenn sich Kopf und Knie voneinander entfernen.

Machen Sie eine Pause in der bequemen Bauchlage.

Führen Sie dann die beschriebene Bewegung mit dem anderen Knie ebenfalls mehrmals aus. Das linke Knie hebt sich in Richtung Brust, und Sie schauen dem Knie entgegen.

Machen Sie erneut eine Pause in der Bauchlage.

Kommen Sie dann wieder in den Vierfüßlerstand. Verschränken Sie nun die Oberschenkel, indem sie das rechte Knie vor und den rechten Unterschenkel links neben dem linken Knie platzieren. Dabei rundet sich der Rücken, und die Hüftgelenke rotieren. Kehren Sie dann in die Ausgangsposition zurück.

Wiederholen Sie das mehrmals. Was muss alles im Bewegungssystem mitspielen, damit die Aktion gelingt?
Finden Sie die Leichtigkeit in der Bewegung. Wie klein und langsam können Sie sie ausführen? Wann wird es für Sie einfacher?

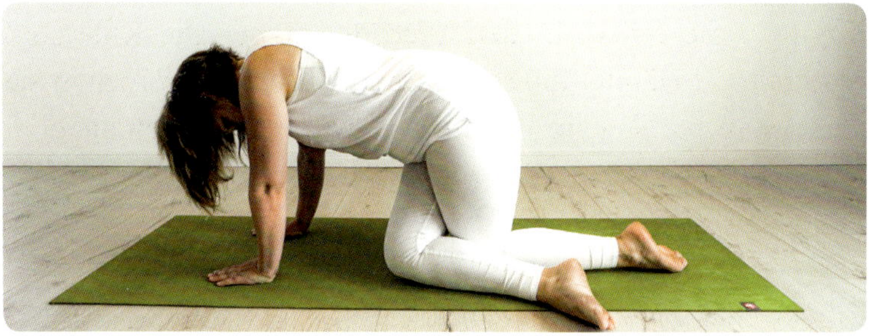

Machen Sie eine Pause in der bequemen Bauchlage.

Kommen Sie zurück in den Vierfüßlerstand. Führen Sie jetzt mit dem linken Bein die gleiche Bewegung mehrmals durch. Bringen Sie das linke Knie und den linken Unterschenkel vor bzw. rechts neben das rechte Knie und wieder zurück. Machen Sie das langsam und bewusst. Achten Sie auf Ihre persönlichen Bewegungsgrenzen.

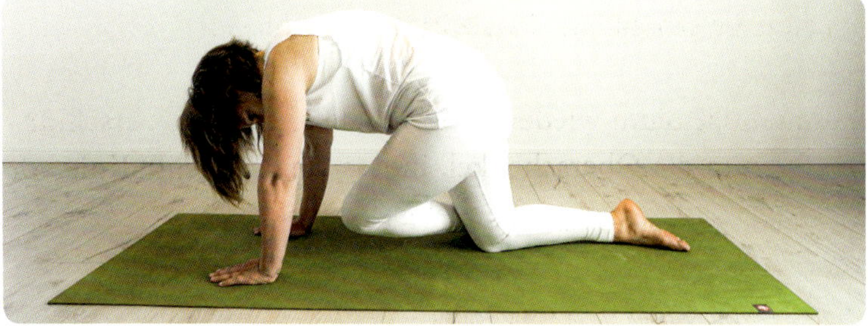

Machen Sie eine Pause in der Rückenlage. Nehmen Sie dabei die Wirbelsäule und den mittleren Rücken wahr. Spüren Sie das Becken, die Hüften und die Beine.

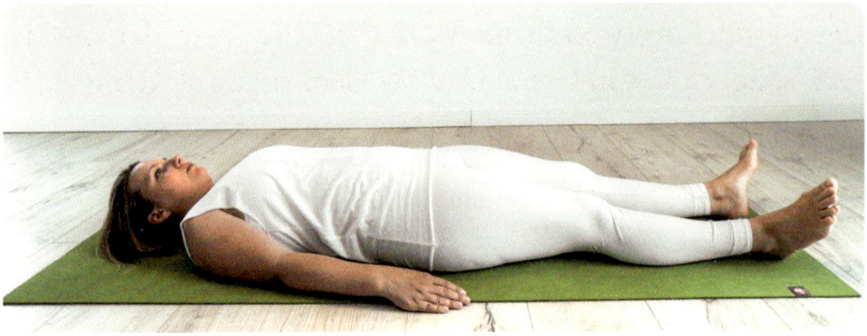

An dieser Stelle können Sie die Lektion beenden oder, wenn Ihnen der Ablauf bis hierher leichtgefallen ist, noch etwas damit experimentieren.

Kommen Sie dafür noch einmal zurück in den Vierfüßlerstand. Führen Sie wieder das rechte Knie und den rechten Unterschenkel vor bzw. links neben das linke Knie. Anstatt in die Ausgangsposition zurückzukehren, setzen Sie nun das linke Knie und den linken Unterschenkel vor bzw. rechts neben das rechte Knie. Auf diese Weise können Sie sich langsam vorwärtsbewegen. Wie in einzelnen Schritten gehen Sie mit den Knien voran. Folgen Sie mit Ihrer Aufmerksamkeit jedem kleinen Bewegungsschritt.
Denken Sie stets an die Leichtigkeit in der Bewegung. Seien Sie neugierig und spielerisch wie ein Kind. Wenn Sie auf Ihren Körper hören und Ihre Bewegungsgrenzen akzeptieren, können Sie nichts falsch machen.

Wenn Sie wollen, können Sie diesen Gang auch rückwärts ausführen. Dazu ziehen Sie das jeweilige Knie und den Unterschenkel nach hinten und verschränken die Oberschenkel. Probieren Sie es aus.
Das ist eine ungewöhnliche Aktion, die nicht nur den Gelenken, sondern besonders auch dem Gehirn guttut, denn nicht alltägliche Bewegungsmuster aktivieren ungenutzte Gehirnareale.

Zum Abschluss der Lektion begeben Sie sich in die Rückenlage und spüren dem Bewegungsablauf noch einmal nach.

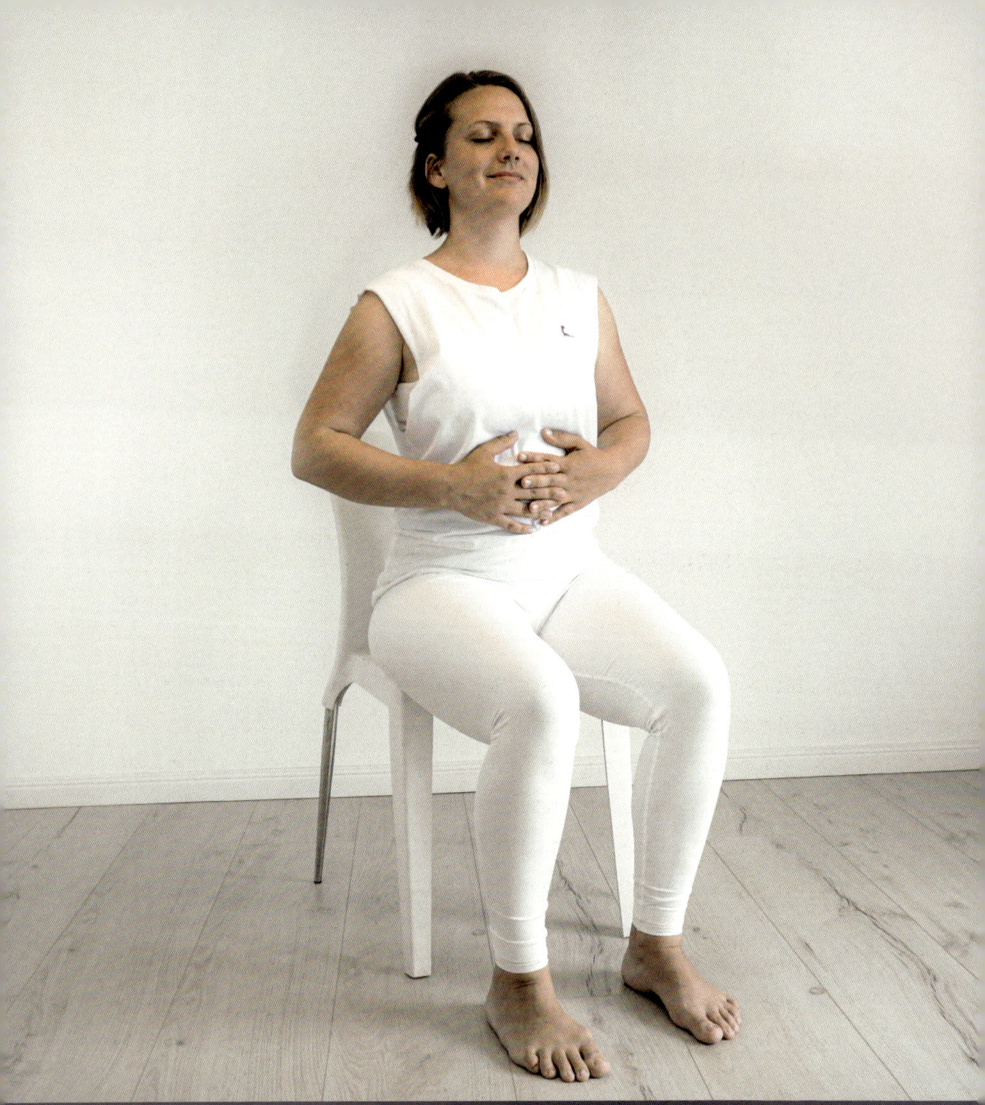

Shorties – Mini-Lektionen für zwischendurch

Für alle, die eine kleine, bewegte Pause einlegen wollen

Ein kleines Nein, ein kleines Ja

- entspannt den Nacken
- hilft gegen Schmerzen im Bereich der Halswirbelsäule
- gut bei Spannungskopfschmerz
- **Zeiteinsatz:** 3–5 Min.

Stellen Sie sich aufrecht hin. Besonders, wenn Sie überwiegend im Sitzen arbeiten, ist es hilfreich, sich zwischendurch immer wieder einmal zu erheben. Nicht nur der Bewegungsapparat, sondern auch das Herz-Kreislauf-System, die inneren Organe, das Gleichgewichtsorgan, die Atmung und vieles mehr profitieren durch diesen Stellungswechsel.

Nehmen Sie ganz bewusst Ihren Körper wahr. Wenn Sie wollen, schließen Sie dabei die Augen. Spüren Sie zunächst beide Fußsohlen in Verbindung zum Boden. Sollte es Ihnen nicht möglich sein, barfuß zu stehen, nehmen Sie die Füße in den Schuhen wahr. Wie ist die Temperatur der Füße? Sind sie eher warm oder kalt? Gehen Sie mit Ihrer Aufmerksamkeit zu den Fußrücken, dann zu den Knöcheln, weiter zu den Waden und zu den Knien.

Nehmen Sie danach beide Oberschenkel wahr, von den Knien bis hinauf zu den Leisten. Spüren Sie das Becken und den gesamten Rumpf bis hin zu den Schultern. Von den Schultern aus nehmen Sie bewusst beide Arme bis in die Fingerspitzen wahr. Haben Sie beide Arme locker neben dem Rumpf ausgestreckt?

Nehmen Sie dann die Halswirbelsäule wahr, den gesamten Nacken bis hinauf zum Hinterkopf. Sind die Schultern hochgezogen? Wie weit empfinden Sie den Abstand der Schultern zu den Ohren? Kommen die Schultern den Ohren sehr nah, oder sind sie locker nach unten gesenkt? Atmen Sie einmal tief ein und aus, danach gleichmäßig weiter.

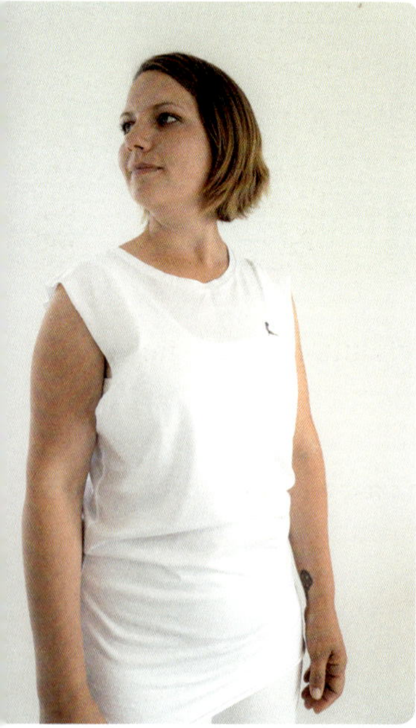

Bleiben Sie aufgerichtet stehen, und lenken Sie Ihre Aufmerksamkeit auf die Halswirbelsäule. Beginnen Sie, den Kopf nach rechts und nach links zu wenden. Führen Sie die Bewegung ganz bewusst, entspannt, langsam und gleichmäßig durch. Lassen Sie das Drehen immer kleiner und auch ein wenig schneller werden, so, als würden Sie verneinend mit dem Kopf schütteln. Nehmen Sie die kleine, feine Drehung der Halswirbelsäule wahr.

Beenden Sie das Kopfschütteln, und gehen Sie ein paar Schritte durch den Raum.

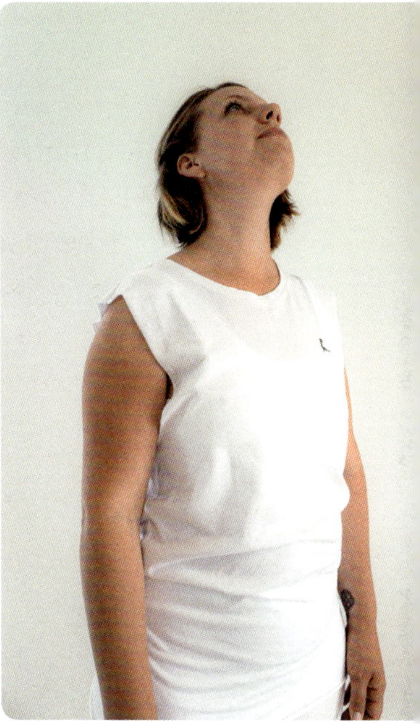

Bleiben Sie aufgerichtet stehen, und richten Sie Ihre Aufmerksamkeit erst auf die Halswirbelsäule, anschließend auf das Kinn und das Brustbein.
Beginnen Sie, die Halswirbelsäule abwechselnd zu beugen und zu strecken. Das Kinn senkt sich dabei leicht zum Brustbein, bevor es wieder nach oben geht und sich dadurch der Hinterkopf dem oberen Rücken nähert. Führen Sie das Beugen und Strecken der Halswirbelsäule mehrmals aus, und richten Sie dabei Ihren Fokus auf diesen Bereich. Lassen Sie nach einigen Wiederholungen die Bewegung kleiner und etwas schneller werden, so, als würden Sie bejahend nicken. Spüren Sie, was das Auf und Ab des Kinns in der Halswirbelsäule und auch im Kiefer auslöst.

Beenden Sie das Nicken, und gehen Sie ein paar Schritte durch den Raum.

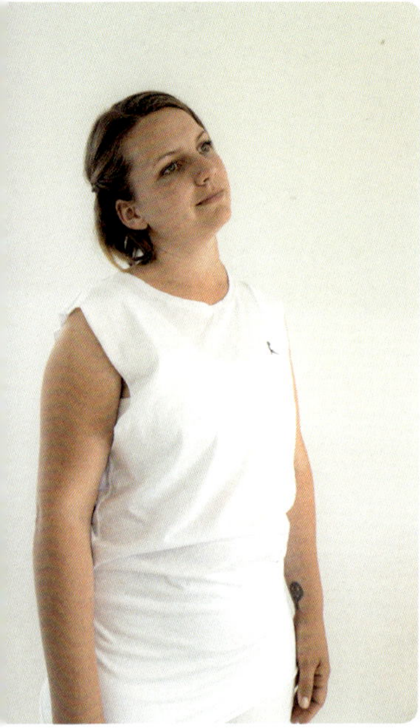

Bleiben Sie dann aufrecht stehen. Nehmen Sie sich einen Moment Zeit, um sich in dieser Position zu spüren. Richten Sie Ihre Wahrnehmung auf den Nacken, die Schultern und die Ohren. Nehmen Sie erst das rechte Ohr und die rechte Schulter wahr, dann das linke Ohr und die linke Schulter.
Neigen Sie nun den Kopf ein wenig zur linken Seite, wodurch sich das linke Ohr der linken Schulter nähert. Richten Sie den Kopf dann wieder auf, und machen Sie den Nacken lang. Neigen Sie nun den Kopf ein wenig zur rechten Seite, wodurch sich das rechte Ohr der rechten Schulter nähert. Wiederholen Sie mehrmals diese Bewegung, die im alltäglichen Leben ein abwägendes Vielleicht signalisiert. Führen Sie sie langsam und bewusst aus, und bleiben Sie in einem Bewegungsausmaß von wenigen Zentimetern. Wenn Sie Beschwerden im Bereich der Halswirbelsäule haben, ist es besonders wichtig, sehr kleine, sanfte Bewegungen auszuführen.

Richten Sie sich zum Abschluss noch einmal auf. Gehen Sie dann wieder ein paar Schritte durch den Raum, und beenden Sie die Lektion.

Die Hände drehen, die Arme schwingen

- entspannt den Schulterbereich
- hilft gegen Schmerzen in den Schultern, den Armen und den Händen
- **Zeiteinsatz:** 3–5 Min.

Stellen Sie sich aufrecht hin, und nehmen Sie Ihren Körper wahr. Wie fühlen sich die Fußsohlen auf dem Boden an? Sollte es Ihnen nicht möglich sein, barfuß zu stehen, nehmen Sie die Füße in den Schuhen wahr. Verweilen Sie so für ein paar Atemzüge.

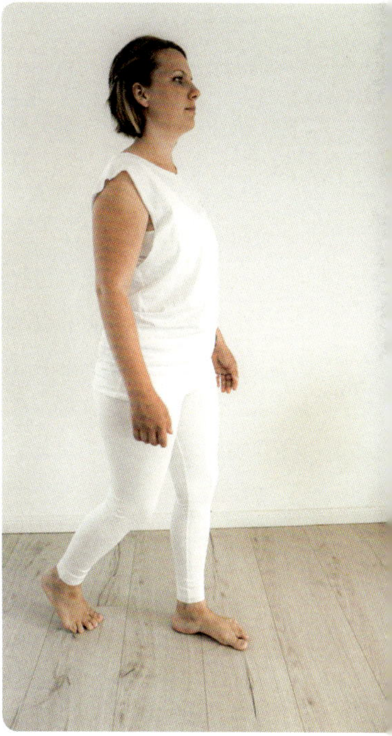

Gehen Sie dann ein paar Schritte durch den Raum.

Bleiben Sie aufrecht stehen. Wie weit sind die Fußinnenkanten voneinander entfernt? Scannen Sie Ihren Körper von den Fußsohlen bis zum Kopf ab. Welche Bereiche nehmen Sie mehr, welche weniger deutlich wahr? Spüren Sie Ihre Kleidung auf der Haut? Wie ist die Temperatur der Füße? Ist der mittlere Rücken aufgerichtet, oder empfinden Sie ihn als gebeugt? Wie weit ist das Kinn vom Brustbein entfernt?

Lenken Sie danach Ihre Aufmerksamkeit auf die Schultern, erst die eine, dann die andere. Nehmen Sie beide Arme wahr, von den Schulterhöhen bis hinunter zu den Händen. Wohin zeigen die Handrücken, die Handinnenflächen und die Daumen, wie haben Sie die Hände gedreht?
Richten Sie nun den Fokus auf den rechten Arm und die rechte Hand. Beginnen Sie, beide Hände zu drehen, sodass mal die Handinnenflächen, mal die Handrücken nach vorn zeigen. Ihre Aufmerksamkeit bleibt dabei aber ausschließlich bei dem rechten Arm und der rechten Hand. Führen Sie die Bewegung langsam und gleichmäßig durch, und spüren Sie, was dabei mit dem rechten Arm geschieht. Auf welche Weise beteiligt er sich an der Drehung? Wiederholen Sie das Drehen der Hand mehrmals. Führen Sie dabei die Bewegung mal größer, mal kleiner, mal schneller und mal langsamer aus. Drehen Sie zwischendurch auch nur einmal die rechte Hand.

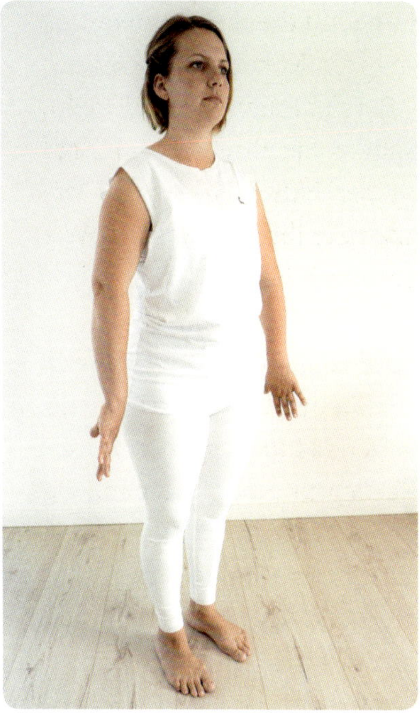

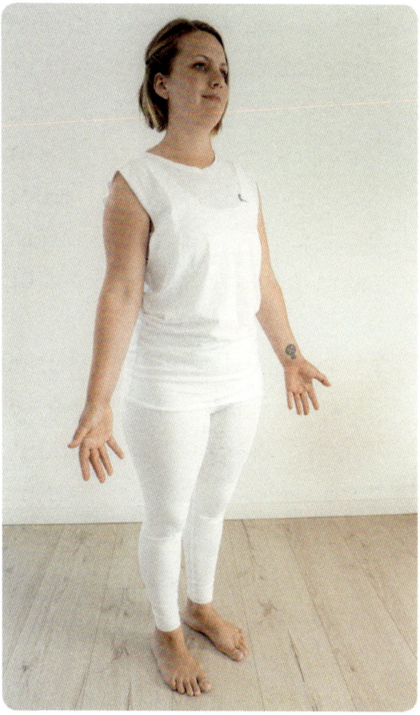

Gehen Sie erneut ein paar Schritte durch den Raum.

Bleiben Sie aufrecht stehen. Richten Sie den Fokus auf den linken Arm und die linke Hand. Beginnen Sie wieder, beide Hände zu drehen, wobei Ihre Aufmerksamkeit bei dem linken Arm und der linken Hand bleibt. Variieren Sie die Bewegung, indem Sie sie mal größer, mal kleiner, mal schneller und mal langsamer ausführen. Drehen Sie zwischendurch auch nur einmal die linke Hand. Beobachten Sie dabei die linke Hand, das linke Handgelenk sowie den linken Arm bis hinauf zur Schulter. Was beteiligt sich an dieser einfachen Drehung?

Gehen Sie anschließend noch einmal ein paar Schritte durch den Raum.

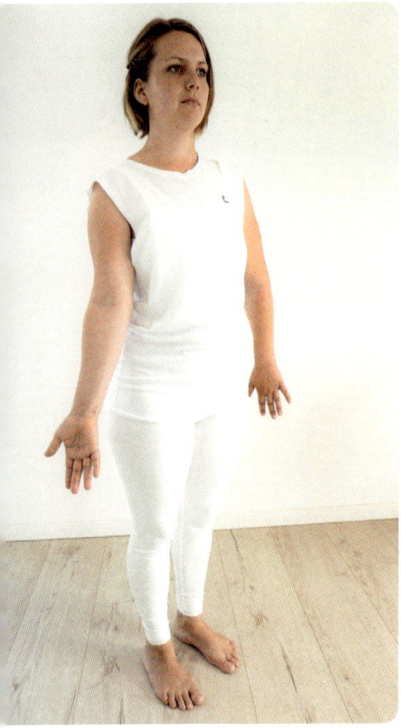

Bleiben Sie dann aufrecht stehen, und spüren Sie die Fußsohlen auf dem Boden. Wandern Sie mit Ihrer Wahrnehmung hinauf bis zu den Schultern und anschließend weiter bis zur Halswirbelsäule und zum Hinterkopf. Spüren Sie beide Schultern, Arme und Hände. Beginnen Sie das Drehen der Hände erneut. Variieren Sie die Bewegung nun so, dass mal beide Handflächen in dieselbe, mal in unterschiedliche Richtungen zeigen.

Können Sie auch mit den Armen schwingen, während Sie die Hände drehen? Probieren Sie unterschiedliche Varianten aus. Führen Sie zuerst beide Arme gemeinsam nach vorn und nach hinten.

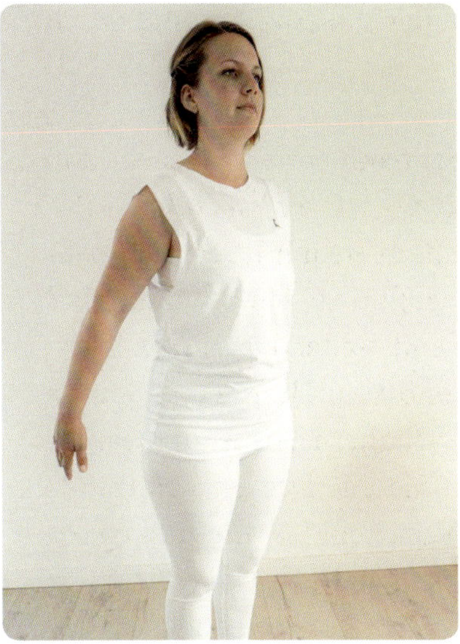

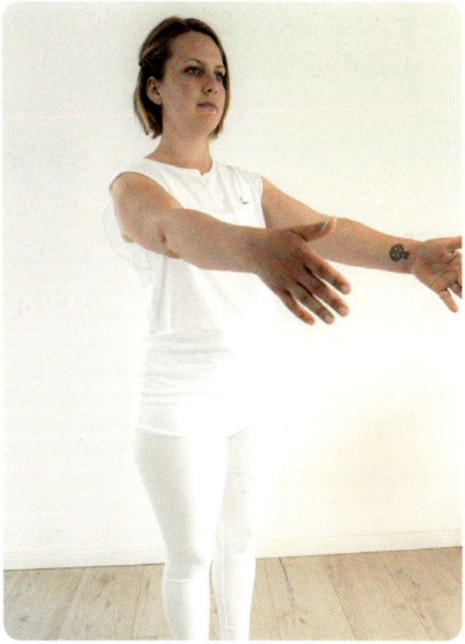

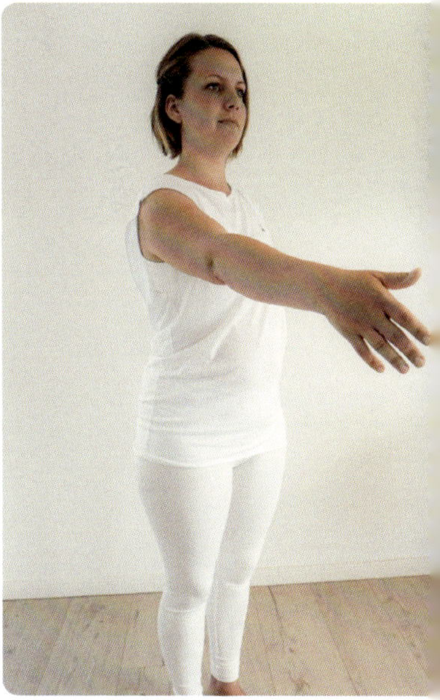

Schwingen Sie dann die Arme abwechselnd nach vorn und nach hinten. Die Hände drehen sich dabei nach wie vor. Nehmen Sie wahr, was an dieser Aktion beteiligt ist und in Bewegung gerät.

Gehen Sie einige Schritte durch den Raum, während Sie das Drehen der Hände und das Schwingen der Arme fortführen.

Bleiben Sie abschließend aufrecht stehen, lassen Sie die Arme locker an den Seiten hängen, und spüren Sie nach. Beenden Sie dann die Lektion.

Eine kurze Umarmung

- hilft gegen Schmerzen in den Schultern und Armen
- verbessert die Atemtiefe
- **Zeiteinsatz:** 3–5 Min.

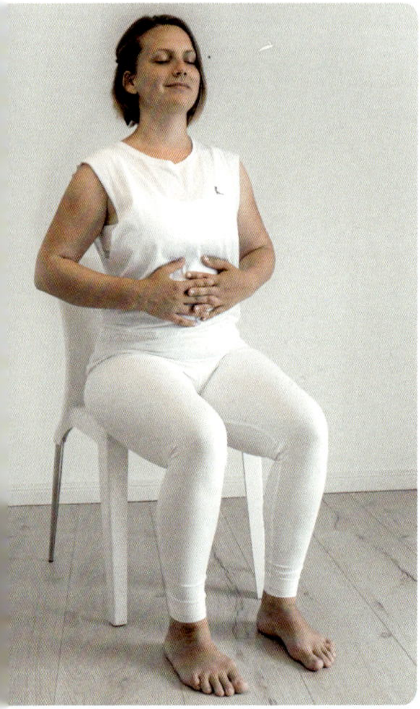

Setzen Sie sich auf einen Stuhl. Beide Fußsohlen haben Bodenkontakt, die Wirbelsäule ist aufgerichtet, die Hände liegen auf dem Bauch auf Höhe des Bauchnabels.

Schließen Sie für einen Moment die Augen, und richten Sie Ihre Aufmerksamkeit auf den Atem und den Bereich, auf dem die Hände liegen. Nehmen Sie bewusst wahr, wie sich beim Einatmen die Bauchdecke unter den Händen hebt und sich beim Ausatmen senkt. Verweilen Sie so für einige Atemzüge.

Legen Sie dann die Hände auf den Oberschenkeln ab, und atmen Sie gleichmäßig weiter. Richten Sie Ihre Aufmerksamkeit auf die Hände, die Arme, die Schultern, den Oberkörper, den mittleren Rücken und den Brustbereich.
Heben Sie dann beide Arme seitlich an, bevor Sie die Hände wieder auf den Oberschenkeln ablegen. Wiederholen Sie das Heben und Senken der Arme mehrmals, und variieren Sie die Bewegung, indem Sie sie mal kleiner, mal größer, mal schneller und mal langsam ausführen. Nehmen Sie die Unterschiede wahr, die dadurch entstehen.

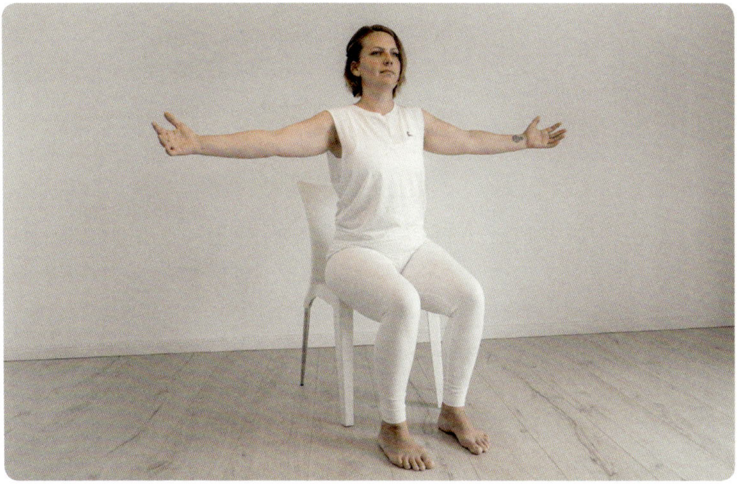

Machen Sie eine Pause, und gehen Sie dazu ein paar Schritte durch den Raum.

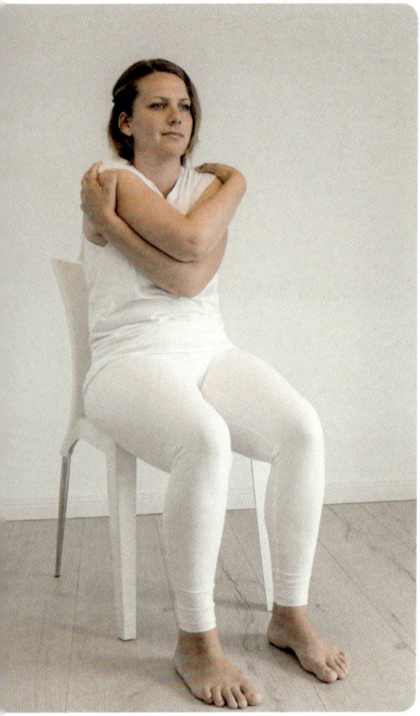

Setzen Sie sich wieder auf den Stuhl. Der Rücken ist aufgerichtet, die Fußsohlen haben Bodenkontakt, die Hände ruhen auf den Oberschenkeln.

Beginnen Sie erneut mit dem seitlichen Anheben der Arme. Führen Sie aber nun die Hände nicht zu den Oberschenkeln zurück, sondern legen Sie sie auf die jeweils gegenüberliegende Schulter. Das heißt, die rechte Hand liegt auf der linken Schulter, die linke Hand auf der rechten Schulter. Die Ellenbogen überkreuzen sich vor der Brust. Wiederholen Sie diese Bewegung mehrmals, und beobachten Sie, was dabei im Brustkorb sowie im oberen Rücken geschieht.

Spüren Sie, dass sich das Brustbein hebt und sich der mittlere Rücken aufrichtet, während Sie beide Arme zur Seite heben? Dass sich der Rücken rundet, wenn die Hände auf den Schulter liegen und Sie sich selbst umarmen? Wie kreuzen sich die Ellenbogen vor der Brust? Welcher Ellenbogen liegt oben und ist dem Kinn näher? Tauschen Sie einmal die Position der Arme. Was verändert sich dadurch?

Stellen Sie sich nun aufrecht hin. Die Wirbelsäule ist gestreckt, die Arme hängen locker an den Seiten. Richten Sie Ihre Aufmerksamkeit auf den Atem und darauf, wie sich die Bauchdecke beim Einatmen wölbt und sich beim Ausatmen wieder senkt.

Bleiben Sie stehen, und beginnen Sie erneut, die Arme zu heben und dann die Hände auf die Schultern zu legen. Wiederholen Sie das mehrmals, und lassen Sie dabei mal den rechten, mal den linken Ellenbogen oben aufliegen.

Bleiben Sie abschließend aufrecht stehen, lassen Sie die Arme seitlich locker hängen, und spüren Sie nach. Nehmen Sie Ihren Körper wahr, von den Füßen bis zum Hinterkopf, vor allem die Arme, die Schultern und den Brustkorb. Dann beenden Sie die Lektion.

Kniependeln

- einfache Hilfe gegen Schmerzen in den Knien
- **Zeiteinsatz:** 3–5 Min.

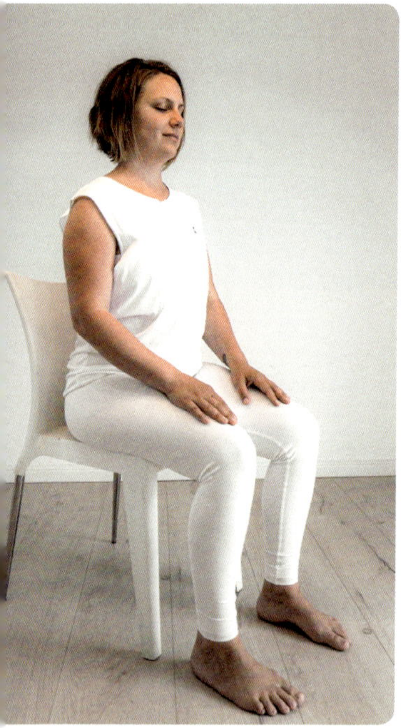

Setzen Sie sich auf einen Stuhl. Die Fußsohlen haben Bodenkontakt, die Knie- und die Hüftgelenke sind rechtwinklig gebeugt, der Rücken ist lang, und die Hände liegen auf den Oberschenkeln ab.

Ziehen Sie die Schultern hoch zu den Ohren, und lassen Sie sie anschließend ganz langsam wieder sinken. Achten Sie darauf, dass Sie dabei aufrecht sitzen bleiben. Während die Schultern nach unten sinken, strebt der Kopf in Richtung Zimmerdecke und die Halswirbelsäule wird lang. Nehmen Sie sich bewusst in dieser Position wahr. Richten Sie Ihre Aufmerksamkeit auf den Atem, darauf, wie sich Brust und Bauchraum beim Einatmen heben und sich beim Ausatmen wieder senken.

Richten Sie nach ein paar bewussten Atemzügen Ihren Fokus auf die Knie. Wie nehmen Sie diese wahr? Gibt es einen Unterschied zwischen dem rechtem und dem linken Knie? Beobachten Sie, ohne zu bewerten. Es geht nur darum, dass Sie diesem Bereich des Körpers Ihre Aufmerksamkeit schenken.

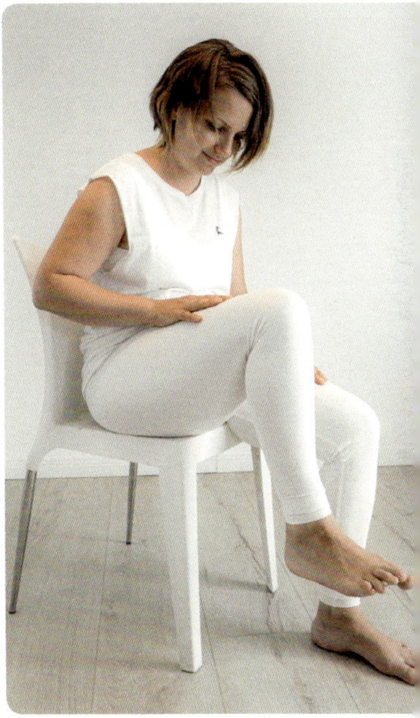

Beginnen Sie nun, den rechten Fuß anzuheben, sodass das rechte Knie dem Bauch näher kommt, und ihn dann wieder auf dem Boden abzusetzen. Wiederholen Sie das Heben und Senken des Fußes mehrmals. Beobachten Sie, welche Bereiche an dieser Bewegung beteiligt sind. Was passiert im Rücken? Beugt sich die Wirbelsäule, wenn Sie das rechte Knie heben, und streckt sie sich, wenn Sie den Fuß wieder auf dem Boden absetzen?

Setzen Sie sich dann wieder aufrecht auf den Stuhl, und prüfen Sie, ob diese Bewegung etwas in Ihrer Wahrnehmung verändert hat.

Heben Sie nun das rechte Knie, und falten Sie die Hände oberhalb der Kniekehle an der Rückseite des Oberschenkels, sodass die Hände das Gewicht des Beins halten. Beginnen Sie eine Pendelbewegung, indem Sie den rechten Unterschenkel vor- und zurückschwingen lassen. Beobachten Sie, was dadurch im rechten Knie geschieht. Wiederholen Sie die Bewegung mehrmals, und variieren Sie sie, indem Sie sie mal größer, mal kleiner ausführen. Beteiligen Sie auch den Fuß an der Pendelbewegung. Können Sie das Fußgelenk beugen, während Sie den Unterschenkel zurückziehen, und es strecken, während der Unterschenkel vorschwingt? Probieren Sie es aus.

Machen sie eine Pause. Setzen Sie sich dazu aufrecht hin, und schließen Sie die Augen.

Führen Sie dann den gleichen Bewegungsablauf mit dem linken Bein durch: erst heben und senken, dann pendeln. Seien Sie dabei achtsam und bewusst.

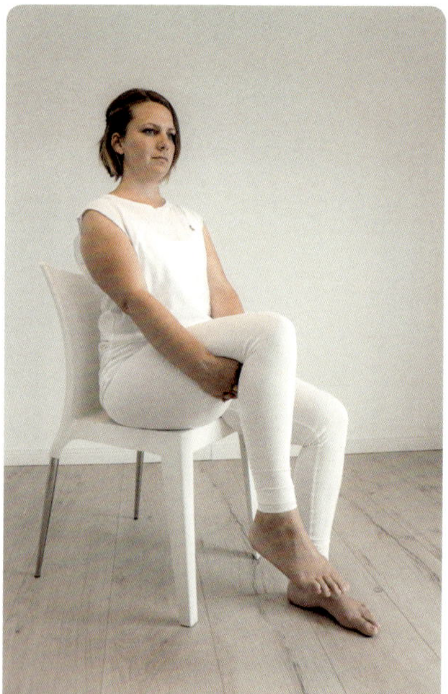

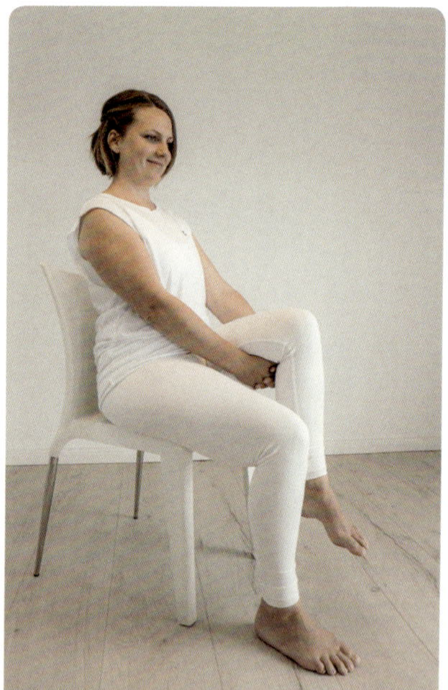

Gehen Sie abschließend ein paar Schritte durch den Raum. Bleiben Sie dann stehen, richten Sie den Rücken auf, und spüren Sie beide Knie. Dann beenden Sie die Lektion.

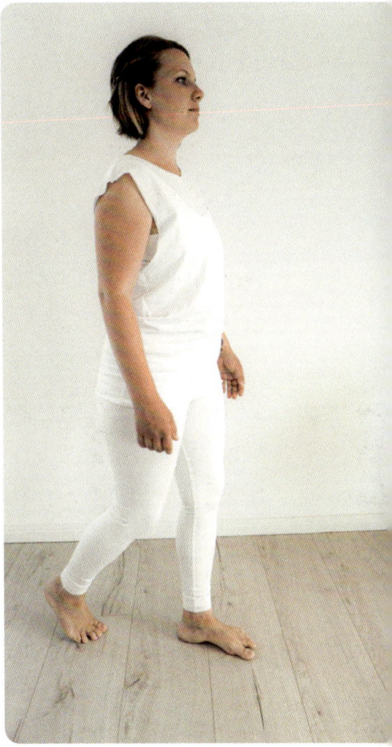

Hüftpendeln

- hilft gegen Schmerzen in den Hüftgelenken
- **Zeiteinsatz:** 3–5 Min.

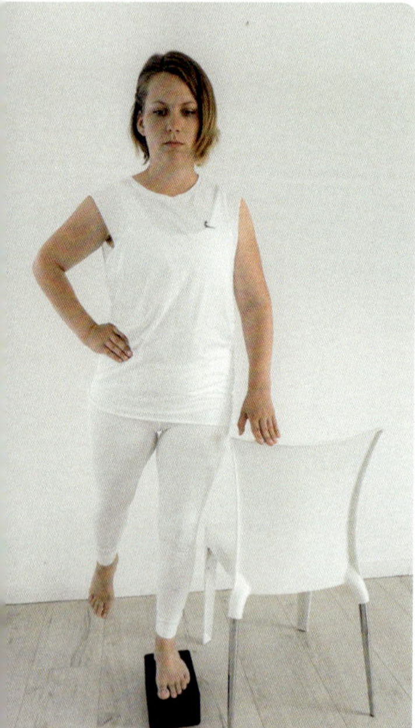

Nehmen Sie für diese Lektion einen Yogablock, eine niedrige Fußbank oder etwas Ähnliches zu Hilfe.
Stellen Sie sich hinter oder neben einen Stuhl. Runden Sie den Rücken, wobei sich das Kinn in Richtung Brust senkt und sich der obere Rücken nach vorn beugt.

Richten Sie sich dann wieder auf, nehmen Sie ein paar bewusste Atemzüge, und spüren Sie sich dabei im aufrechten Stand. Nehmen Sie die Füße und die Beine bis zu den Hüftgelenken in den Leistenbeugen wahr. Wandern Sie weiter zum Becken und dem unteren Rücken. Gehen Sie mit Ihrer Aufmerksamkeit die Wirbelsäule hinauf bis zum Schulterbereich, und spüren Sie die Arme. Nehmen Sie den Nacken und den Kopf wahr.

Drehen Sie sich dann mit der linken Körperseite zur Stuhllehne. Halten Sie sich mit der linken Hand an der Lehne fest, und steigen Sie mit dem linken Fuß auf den Yogablock oder die Fußbank. Lenken Sie Ihren Fokus auf das rechte Bein, und beginnen Sie, es vor- und zurückpendeln zu lassen. Gehen Sie mit Ihrer Aufmerksamkeit mit der Bewegung mit. Wie schwingen Sie das Bein? Bleibt das rechte Knie sanft gebeugt, während das Bein nach hinten zieht? Wie kommt das Pendeln im Hüftgelenk und in der Leistengegend an?

Machen Sie dann eine Pause, und gehen Sie dazu ein paar Schritte rückwärts durch den Raum.

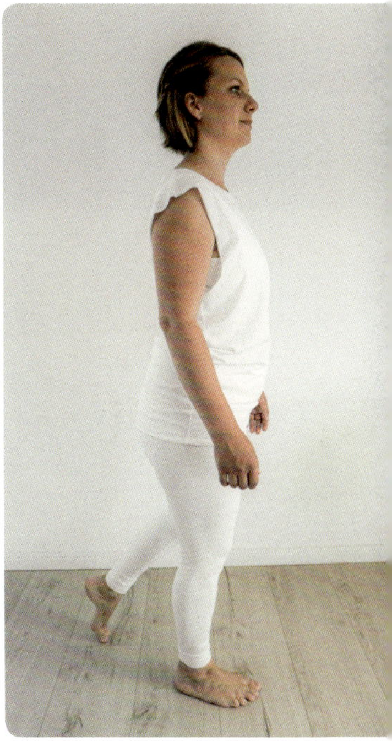

Kommen Sie danach zurück zu dem Stuhl. Halten Sie sich wieder mit der linken Hand an der Stuhllehne fest, und stellen Sie sich mit dem linken Fuß auf den Yogablock oder die Fußbank. Lassen Sie das rechte Bein mehrmals vor- und zurückschwingen. Folgen Sie der Bewegung mit Ihrer Aufmerksamkeit. Spüren Sie, wie in der Hüfte eine sanfte Dehnung entsteht, sobald das Bein nach hinten schwingt?

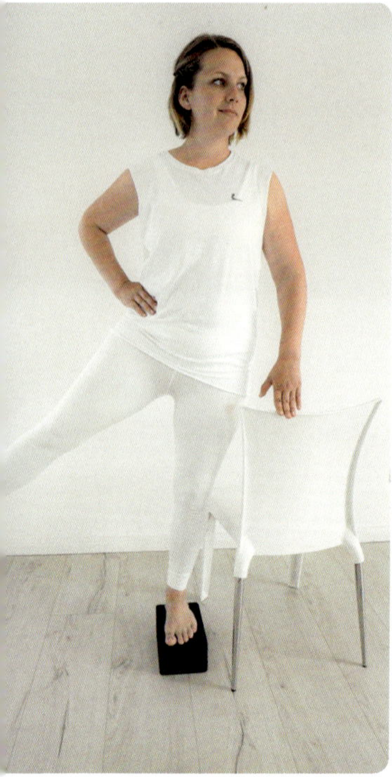

Seien Sie spielerisch, indem Sie auch andere Bewegungsrichtungen ausprobieren. Lassen Sie das Bein nicht nur vor- und zurück-, sondern auch zur Seite und wieder zur Mitte pendeln. Vielleicht entsteht aus diesen unterschiedlichen Bewegungsrichtungen ein Halbkreis oder eine Lemniskate bzw. liegende Acht. Seien Sie kreativ.

Machen Sie eine Pause, und gehen Sie dazu ein paar Schritte vorwärts durch den Raum.

Bleiben Sie dann aufrecht stehen, schließen Sie die Augen, und spüren Sie für ein paar Atemzüge das Becken und die Hüften.

Stellen Sie sich anschließend mit der rechten Körperseite zur Stuhllehne, halten Sie sich mit der rechten Hand an ihr fest, und setzen Sie den rechten Fuß auf den Yogablock oder die Fußbank. Führen Sie nun die Schwungbewegung mit dem linken Bein durch: erst vor und zurück, nach einer Pause auch in andere Richtungen. Richten Sie dabei Ihre ganze Aufmerksamkeit auf die jeweilige Bewegung und darauf, was sie bewirkt.

Stellen Sie sich abschließend aufrecht auf den Boden, und schließen Sie die Augen. Atmen Sie bewusst ein und aus, und spüren Sie noch einmal die Fußsohlen, die Beine und die Hüftgelenke. Dann beenden Sie Ihre Lektion.

Bewusstes Atmen

- reduziert allgemein das Schmerzempfinden
- hilft unter anderem gegen Spannungskopfschmerz
- wirkt beruhigend
- **Zeiteinsatz:** 3–5 Min.

Bewusstes physiologisches Atmen wirkt entspannend auf den Körper und auf den Geist. Physiologisches Atmen bedeutet, dass wir in sogenannten Ruhephasen 12–18 Atemzüge pro Minute machen. Abhängig ist diese Atemfrequenz unter anderem von der körperlichen Fitness, der allgemeinen Gesundheit sowie dem mentalen Befinden.

Der Bauch und der Brustraum weiten sich leicht beim Einatmen und ziehen sich beim Ausatmen wieder zurück. Diese Atemwelle in Verbindung mit der genannten Atemfrequenz signalisiert dem Körper und dem Geist, dass es nichts Außergewöhnliches zu tun gibt und keine Gefahr besteht. Wir sind entspannt. Wird diese ausgeglichene Atmung durch Stress, eine angespannte Körperhaltung oder durch einseitige Bewegung gestört, ist das Signal an Körper und Geist: Achtung! Dadurch steigt der Stresspegel weiter, die Anspannung nimmt zu, und die Atmung wird noch flacher. Bereits bestehende schmerzhafte Zustände können sich durch diesen Prozess weiter verschlechtern. Umgekehrt betrachtet, können wir durch ausgewogenes Atmen Entspannung herstellen und Schmerzen entgegenwirken. Entspannungs- und Atemübungen sind daher ein fester Bestandteil der Schmerztherapie.

Legen Sie sich bequem auf den Rücken. Die Beine sind gestreckt, die Arme liegen neben dem Körper.

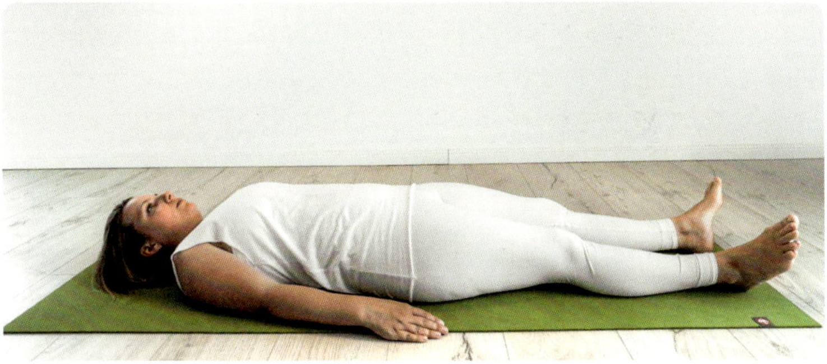

Spüren Sie den unteren Rücken, die Kniekehlen und die Beine bis zu den Fersen. Wie wäre es mit einer Knierolle oder einer zusammengerollten Decke unter den Kniekehlen? Probieren Sie es aus. Ist es für den unteren Rücken angenehmer, wenn Sie die Knie unterlagern?
Nehmen Sie dann den Hinterkopf wahr. Wie liegt er auf der Unterlage auf? Benötigen Sie ein Kissen unter dem Hinterkopf, damit es bequemer ist? In welcher Position können Sie sich am besten entspannen?

Legen Sie die Hände auf den Bauch auf Höhe des Bauchnabels, und nehmen Sie diesen Bereich wahr. Spüren Sie, wie sich die Bauchdecke mit der Atmung unter den Händen bewegt, sich beim Einatmen hebt und sich beim Ausatmen wieder senkt.

Atmen Sie langsam, bewusst und gleichmäßig. Denken Sie daran, dass Sie nichts leisten müssen. Es geht hier um die Schulung der Wahrnehmung und der Achtsamkeit, was zu Entspannung und einer ausgeglichenen Atmung führt.

Bleiben Sie noch einen Moment in der Position. Lenken Sie beim nächsten Einatmen den Atem so, dass sich der Bauch ein wenig mehr gegen die Hände wölbt. Dann lassen sie ihn mit dem Ausatmen sich wieder senken. Wiederholen Sie das mehrmals.

Machen Sie eine Pause. Legen Sie dazu die Arme neben dem Körper ab, und lassen Sie den Atem einfach unbeobachtet fließen.

Nehmen Sie dann die Rückseite des Körpers wahr. Spüren Sie die Beine, das Becken, den Rücken, die Schultern, die Arme und den Hinterkopf.
Richten Sie Ihre Aufmerksamkeit erneut auf die Atmung. Nehmen Sie beim Ein- und Ausatmen den Rücken in Verbindung zur Unterlage wahr. Wie verändert das Atmen die Auflagefläche des Rückens? Spüren Sie, wie der Brustkorb sich ausdehnt und die Rippen sich etwas mehr an die Unterlage anschmiegen, wenn Sie einatmen? Spielen Sie ein wenig mit dieser Atembewegung, indem Sie den Brustkorb mit der Einatmung bewusst weiten und mit der Ausatmung zusammenziehen. Das sind Bewegungen im Millimeterbereich, die Sie mit Ihrer Aufmerksamkeit unterstützen.

Machen Sie eine Pause. Legen Sie dazu wieder die Arme neben den Körper, lassen Sie den Atem unbeobachtet fließen, und spüren Sie den Rücken auf der Unterlage.

Legen Sie erneut die Hände auf den Bauch, und nehmen Sie noch einmal das Heben und das Senken der Bauchdecke wahr, die durch das Atmen entstehen.

Nach ein paar bewussten Atemzügen legen Sie abschließend die Arme neben den Körper, und spüren Sie nach. Dann beenden Sie die Lektion.

Hinweis: Die Lektionen »Bewusstes Atmen« (S. 122), »Entspannte Augen« (S. 126) und »Entspannte Kiefergelenke« (S. 128) lassen sich sehr gut abends vor dem Einschlafen durchführen. In der Rückenlage sind sie besonders erholsam. Sie können Sie aber auch praktizieren, wenn Sie auf einem Stuhl sitzen, zum Beispiel während der Mittagspause oder einfach zwischendurch. Probieren Sie es aus. Feldenkrais lädt Sie ein, zu experimentieren.

Entspannte Augen

- hilft bei Überanstrengung der Augen, die zu Kopfschmerzen und Anspannung führen kann
- **Zeiteinsatz:** 3–5 Min.

Der ständige Blick auf das Handy, häufiges Fernsehen, das Arbeiten am Bildschirm oder andere Tätigkeiten, bei denen wir Gegenstände längere Zeit fokussieren – all das belastet die Augen und kann zu Kopfschmerzen führen. Zudem geht ein stark angestrengter Blick oft mit einer angespannten Körperhaltung einher, die wiederum zu Beschwerden in verschiedenen Bereichen des Körpers führen kann. Das regelmäßige Entspannen der Augen ist also nicht nur wichtig für die Augengesundheit, sondern für den gesamten Körper.

Legen Sie sich auf den Rücken. Die Beine sind gestreckt, die Arme liegen neben dem Körper. Schließen Sie die Augen, atmen Sie mehrmals bewusst ein und aus, und spüren Sie, wie sich der Brust- und der Bauchraum beim Einatmen heben und sich beim Ausatmen wieder senken.

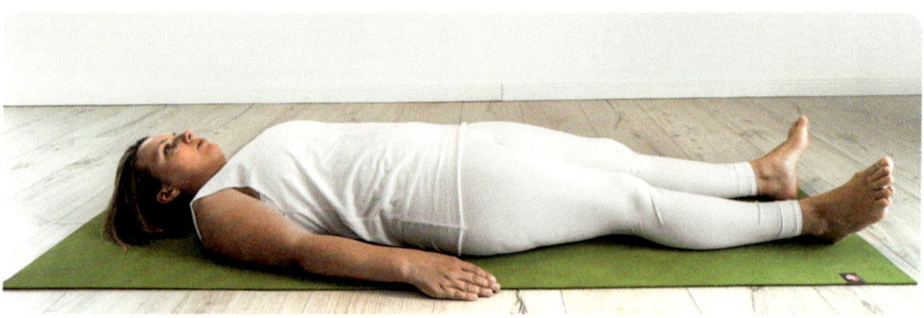

Lenken Sie danach Ihre Aufmerksamkeit auf die Augen. Nehmen Sie das rechte Auge wahr, das geschlossene Augenlid und den Augapfel. Dann richten Sie den Fokus auf das linke Auge. Was können Sie spüren? Ist dort Spannung? Sind die Augenlider unruhig? Nehmen Sie das einfach wahr, ohne es zu bewerten.

Decken Sie nun das rechte Auge mit der rechten Hand und das linke Auge mit der linken Hand ab. Nehmen Sie wahr, was sich dadurch verändert. Der Wechsel von Hell zu Dunkel, die Wärme, die unter den Handflächen entsteht … Bleiben Sie für mehrere gleichmäßige Atemzüge in dieser Position.

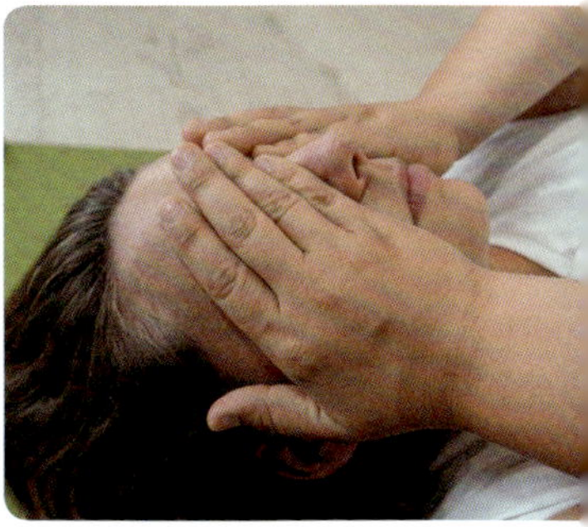

Nehmen Sie dann die Hände von den Augen, aber lassen Sie sie geschlossen. Bleiben Sie noch für mindestens 2 Minuten (gern auch länger) in der Rückenlage, und spüren Sie nach.

Beenden Sie dann die Lektion, indem Sie die Augen öffnen, ein paar Schritte durch den Raum gehen und Ihren Blick schweifen lassen.

Entspannte Kiefergelenke

- hilft gegen Verspannungen in der Kau-, Kiefer- und Gesichtsmuskulatur
- gut bei durch Zähneknirschen verursachte Kopfschmerzen
- **Zeiteinsatz:** 3–5 Min.

Das häufig nächtliche Knirschen der Zähne wird nicht selten erst dann bemerkt, wenn der Zahnschmelz bereits beschädigt ist. Zudem können Betroffene starke Verspannungen in der Kau-, Kiefer- und Gesichtsmuskulatur haben. Die Folgen sind dann Kopfschmerzen, die in Schläfen und Stirn ausstrahlen. Redewendungen wie »die Zähne zusammenbeißen«, »etwas zähneknirschend hinnehmen« oder »zerknirscht sein« weisen darauf hin, dass die möglichen Ursachen für Bruximus, der medizinische Fachbegriff für das Zähneknirschen, so vielfältig wie individuell sind.
Die Achtsamkeitsschulung durch Feldenkrais kann uns helfen, dem Ursprung auf die Schliche zu kommen, den Grund zu beseitigen und somit das Symptom zu beheben.

Legen Sie sich bequem auf den Rücken. Die Beine sind ausgestreckt, die Arme liegen neben dem Körper. Nehmen Sie sich in dieser Position wahr. Spüren Sie die Füße, die Beine, das Becken, den Rücken, die Schultern, die Arme und den Kopf. Machen Sie ein paar bewusste, gleichmäßige Atemzüge, und lassen Sie den Atem danach einfach unbeobachtet fließen.

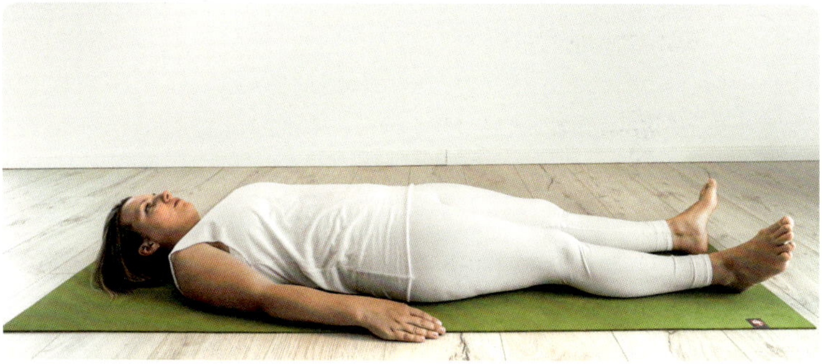

Lenken Sie nun Ihre Aufmerksamkeit auf das Gesicht. Spüren Sie die Stirn, die Augen, die Nase, die Wangen, den Mund und das Kinn.
Nehmen Sie die Zähne wahr, erst die obere, dann die untere Zahnreihe. Wie sind sie miteinander verbunden? Können Sie die Kiefergelenke, die sich vor den Ohren befinden, wahrnehmen?

Kehren Sie mit Ihrer Aufmerksamkeit zu den Zähnen zurück. Beißen Sie sie vorsichtig und ganz leicht zusammen. Lösen Sie dann wieder den Unterkiefer vom Oberkiefer, indem Sie das Kinn ein wenig nach unten ziehen, und spüren Sie den Abstand, der dadurch entsteht. Wiederholen Sie das sanfte Zusammenbeißen und Lösen mehrmals.

Machen Sie eine Pause. Entspannen Sie dazu den Kiefer, und nehmen Sie den Mund und die Zähne bewusst wahr.

Bringen Sie nun noch einmal die Zahnreihen zueinander, um den Unterkiefer danach entspannt sinken zu lassen. Nehmen Sie die Zunge im Mundraum wahr. Wo spüren Sie die Zungenspitze? Liegt sie an der oberen oder an der unteren Zahnreihe?
Bewegen Sie die Zungenspitze zu den vorderen Zähnen im Unterkiefer. Erkunden Sie die untere Zahnreihe, indem Sie jeden einzelnen Zahn von der oberen Kaufläche bis zum Zahnfleisch mit der Zungenspitze erfühlen. Beginnen Sie in der Mitte des Unterkiefers, und wandern Sie an der Innenseite entlang nach rechts bis zu den Backenzähnen, dann an der Außenseite entlang zurück zur Mitte. Strengen Sie sich nicht an. Feldenkrais lädt Sie ein, es sich einfach zu machen. Nichts erzwingen, nichts leisten, sondern wahrnehmen, was ist.

Machen Sie eine Pause. Entspannen Sie dazu den Kiefer, atmen Sie mehrmals gleichmäßig ein und aus, und spüren Sie noch einmal den Abstand zwischen der oberen und der unteren Zahnreihe.

Erkunden Sie nun die linke Hälfte der unteren Zahnreihe. Tasten Sie sich wieder mit der Zungenspitze an der Innenseite der Zähne entlang. Haben Sie die Backenzähne erreicht, geht es an der Außenseite zurück zur Mitte.

Ziehen Sie anschließend mit der Zungenspitze einen Halbkreis im Bereich des Unterkiefers. Bewegen Sie dazu mehrmals die Zunge vom rechten äußeren Backenzahn zum linken äußeren Backenzahn und wieder zurück. Erkunden Sie danach mit der Zungenspitze noch einmal in Ihrem Tempo die Zahnreihe des Unterkiefers an der Außenseite der Zähne. Wie weit geht die Zungenbewegung? Erreichen Sie die äußeren Backenzähne? Nehmen Sie bewusst die Bewegung des Kiefers und der Zunge wahr.

Machen Sie wieder eine Pause. Entspannen Sie dazu den Kiefer, und spüren Sie den Mund, die Zunge sowie die Zahnreihen.

Beginnen Sie nun, die Zähne im Oberkiefer mit der Zungenspitze zu ertasten. Starten Sie an der Innenseite der oberen Schneidezähne. Wandern Sie dann nach rechts zu den Backenzähnen und an der Außenseite zurück zur Mitte. Führen Sie danach die Zunge auf die gleiche Weise zu den linken oberen Backenzähnen und wieder zurück. Wiederholen Sie das mehrmals in Ihrem Tempo, und gehen Sie dabei mit spielerischer Neugier vor.

Ziehen Sie abschließend den Unterkiefer bzw. das Kinn mehrmals sanft nach unten in Richtung Brustbein.

Verweilen Sie für einige Atemzüge in der Rückenlage, und spüren Sie den Bewegungen mit entspanntem Kiefer nach. Dann beenden Sie die Lektion.

Nachwort

Sie haben nun einige Feldenkrais-Lektionen kennengelernt. Gibt es eine, die Sie als besonders effektiv bei Schmerzen erlebt haben? Vielleicht haben Sie auch eine Übung entdeckt, bei der Sie sich einfach wohlgefühlt haben oder die Ihnen Spaß gemacht hat.

Bestimmt können Sie die eine oder andere Anregung aus dem Buch in Ihren Alltag einbauen. Bewegen Sie zum Beispiel zwischendurch einmal die Wirbelsäule. Runden Sie bewusst den Rücken, und richten Sie ihn wieder auf, das kann Verspannungen vorbeugen.

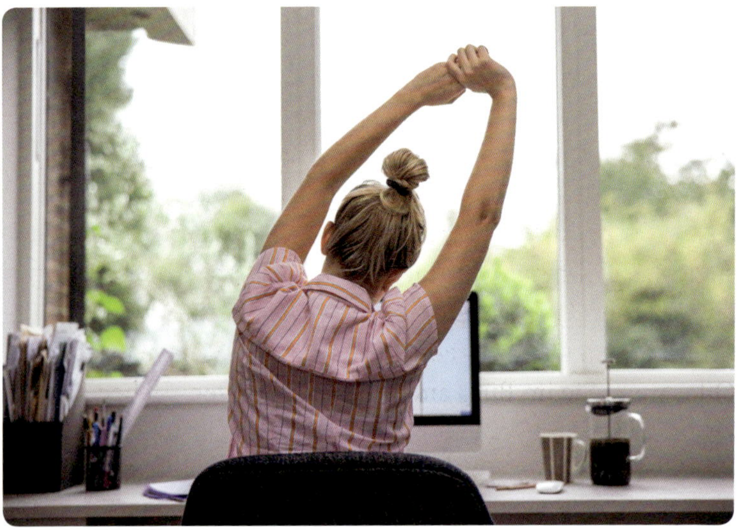

Falls Sie aus beruflichen Gründen hauptsächlich sitzend tätig sind, stehen Sie immer wieder einmal auf (am besten alle 30 Minuten), nehmen Sie die Arme hoch, und strecken Sie sich ganz bewusst in Richtung Zimmerdecke. Das bedeutet höchstens 2 Minuten Zeiteinsatz und hat eine große Wirkung auf die Schultern und den Rücken.
Oder bewegen Sie einfach die Füße unter dem Schreibtisch – das geht übrigens auch auf Reisen im Bus, Flugzeug oder Zug –, und regen Sie dadurch die Durchblutung in den Beinen an.

Meist zeigt uns unser Körper, wann es Zeit ist, eine kleine Pause einzulegen, schön, wenn wir seine Signale rechtzeitig wahrnehmen. Die Feldenkrais-Methode ist ein Bewegungslernen, das über Bewusstheit und Achtsamkeit zu dieser Körperwahrnehmung führt.
Daher ist es bei Feldenkrais wichtig, nur so viel zu tun, wie es Ihnen guttut. So bestimmen Sie über Ihr eigenes Wohlbefinden.

Kleine Achtsamkeitsübungen können Sie ganz einfach zwischendurch machen, um Ihre Bewusstheit zu steigern. Nehmen Sie zum Beispiel beim Treppensteigen wahr: Welchen Fuß setzen Sie auf die erste Stufe? Treten Sie mit der gesamte Fußsohle oder nur mit dem Fußballen auf? Welche Bewegungen entstehen im Fußgelenk um die Knöchel herum? Welche Muskeln spannen sich an, wenn Sie die nächste Stufe nehmen? …
Oder wenn Sie im Büro am Schreibtisch sitzen: Stehen Sie auf, und gehen Sie bewusst ein paar Schritte durch den Raum. Lenken Sie dabei die Aufmerksamkeit auf die Füße und die Beine. Spüren Sie den Rumpf, die Schultern, die Arme, die Halswir-

belsäule und den Kopf. Nehmen Sie Ihre Position im Raum wahr. Atmen Sie mehrmals bewusst ein und wieder aus. Solche Rituale helfen Ihnen, Anspannung abzubauen bzw. gar nicht erst entstehen zu lassen.

Falls bei Ihnen bereits körperliche Beschwerden vorliegen, sprechen Sie mit Ihrem Arzt darüber, inwieweit Sie die beschriebenen Übungen ausführen können. Feldenkrais-Lektionen ersetzen keine Therapie, können eine solche aber sehr wirkungsvoll begleiten.

Wenn Sie zwei- bis dreimal wöchentlich 15–30 Minuten trainieren, dann ist das eine optimale Voraussetzung, um fit und beweglich zu bleiben oder Ihre Beweglichkeit zurückzugewinnen. Am Besten ist es natürlich, wenn Sie die Bewegungen einfach in Ihren Alltag integrieren.

Auskünfte über Feldenkrais-Kurse, -Lehrer und -Ausbildungen gibt es über:

FVD Feldenkrais Verband Deutschland e. V.
Jägerwirtstraße 3
81373 München
www.feldenkrais.de

Über die Autorin

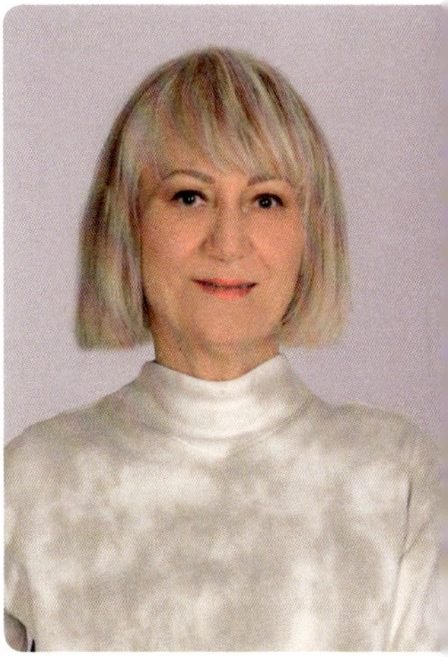

Carola Bleis arbeitet seit mehr als 20 Jahren als Dozentin für Bewegungs- und Entspannungstherapien mit dem Schwerpunkt »ganzheitliche Bewegungsformen«. Sie ist ausgebildete Feldenkrais- und Yogalehrerin und unterrichtet an unterschiedlichen Institutionen der Erwachsenenbildung. Zudem leitet sie Weiterbildungen und Seminare. Seit 2002 schreibt sie Ratgeber und Artikel für Fachzeitschriften über Bewegungslehre.

www.carolableis.de

Bildnachweis

Bilder von der Bilddatenbank www.shutterstock.com:
S. 6: # 1494959993 (© Yolya Ilyasova)
S. 9: # 2116765247 (© PAstudio)
S. 12: # 1673263150 (© fizkes)
S. 132: # 1798219165 (© Daisy Daisy)

Übungsfotos: © David Dlugosch, www.mdb39.de